マンガで見る
浄波良法

体は治り方・治し方を知っている

監修◎松本光平（浄波良法主宰）
画◎金子美由起

たま出版

マンガで見る浄波良法

目　次

◉

◉

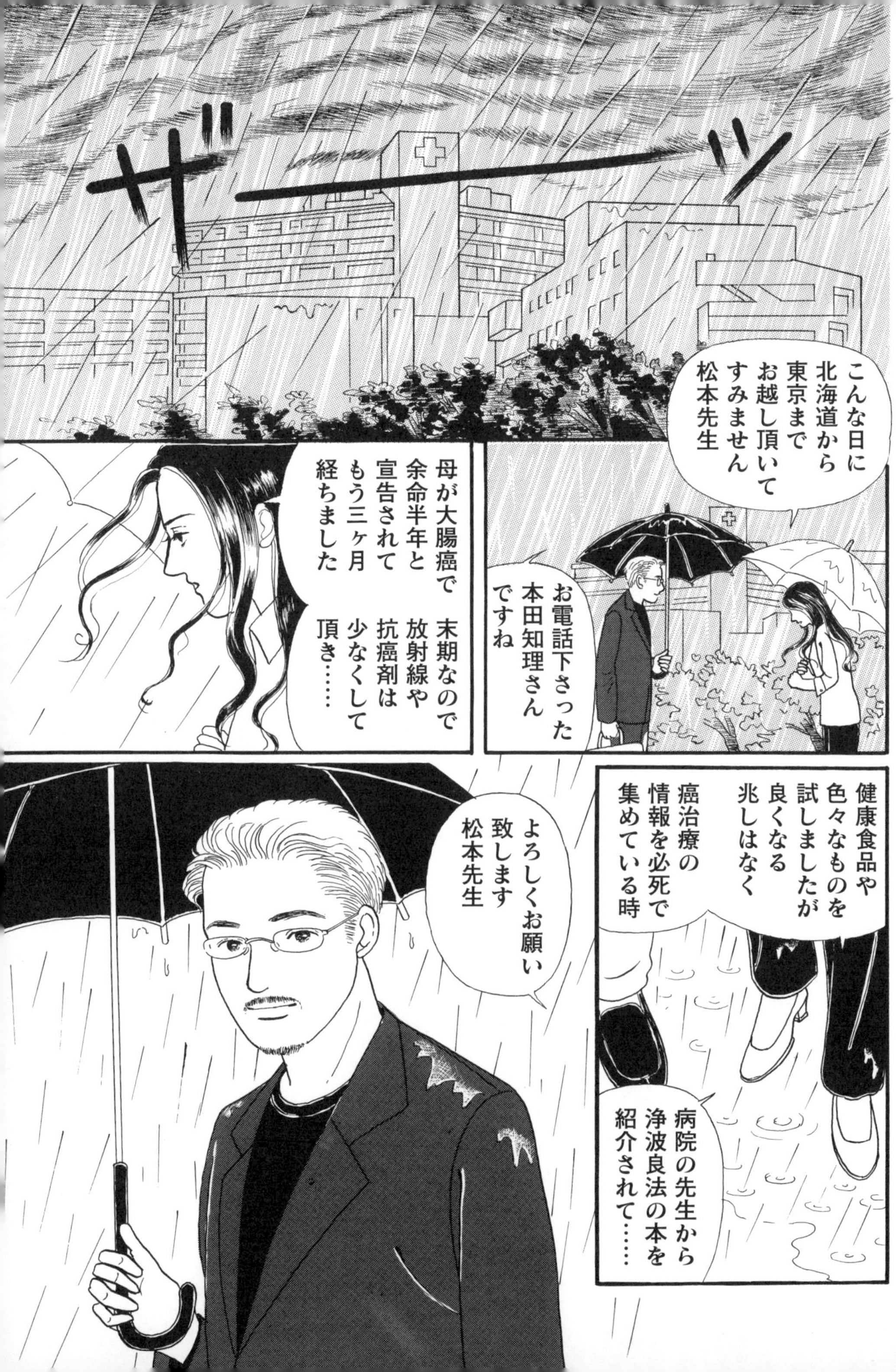
ザーーーッ
こんな日に北海道から東京までお越し頂いてすみません松本先生
お電話下さった本田知理さんですね
母が大腸癌で余命半年と宣告されてもう三ヶ月経ちました
末期なので放射線や抗癌剤は少なくして頂き……
健康食品や色々なものを試しましたが良くなる兆しはなく
癌治療の情報を必死で集めている時
よろしくお願い致します松本先生
病院の先生から浄波良法の本を紹介されて……

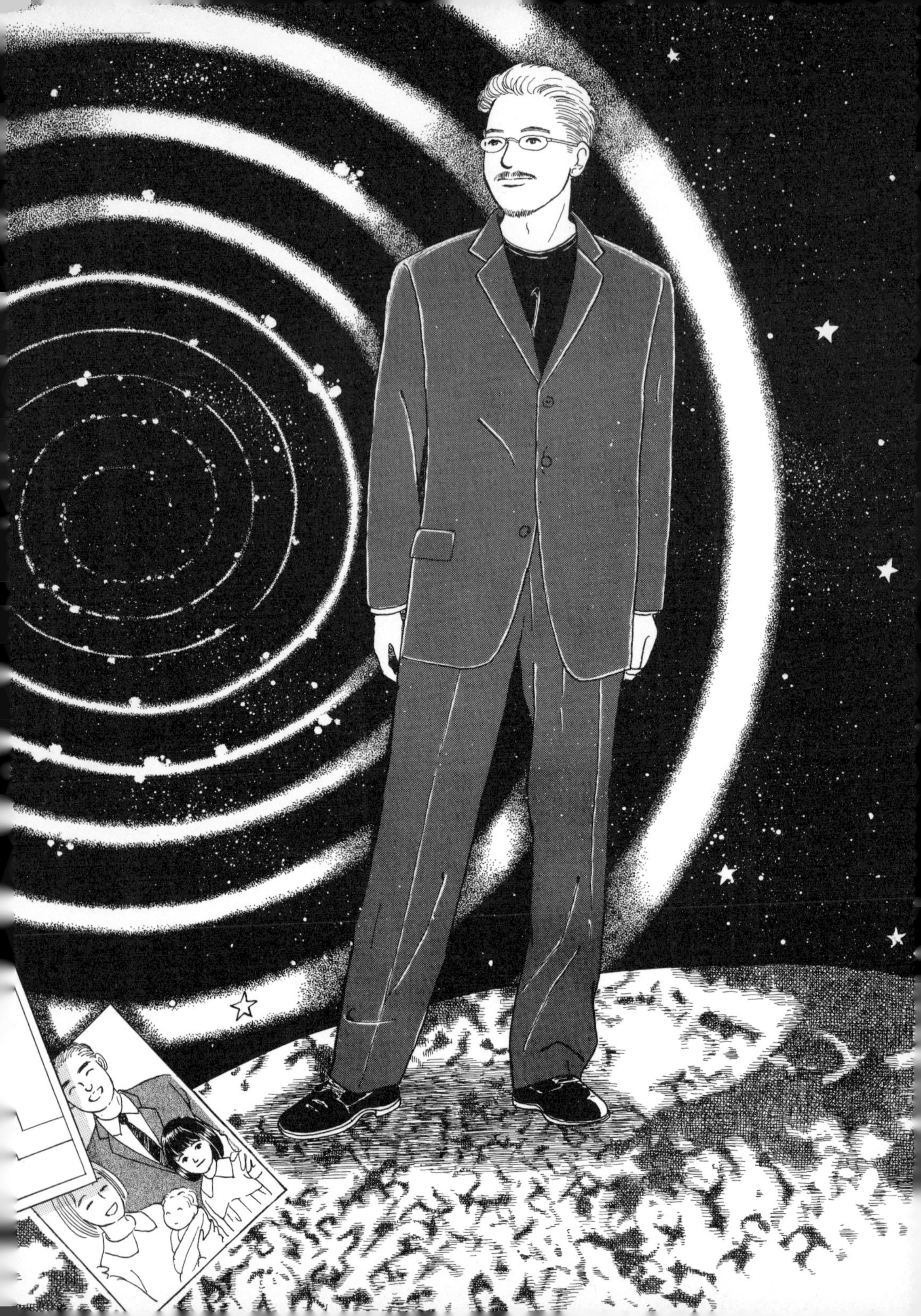

第1章
良法との出会い

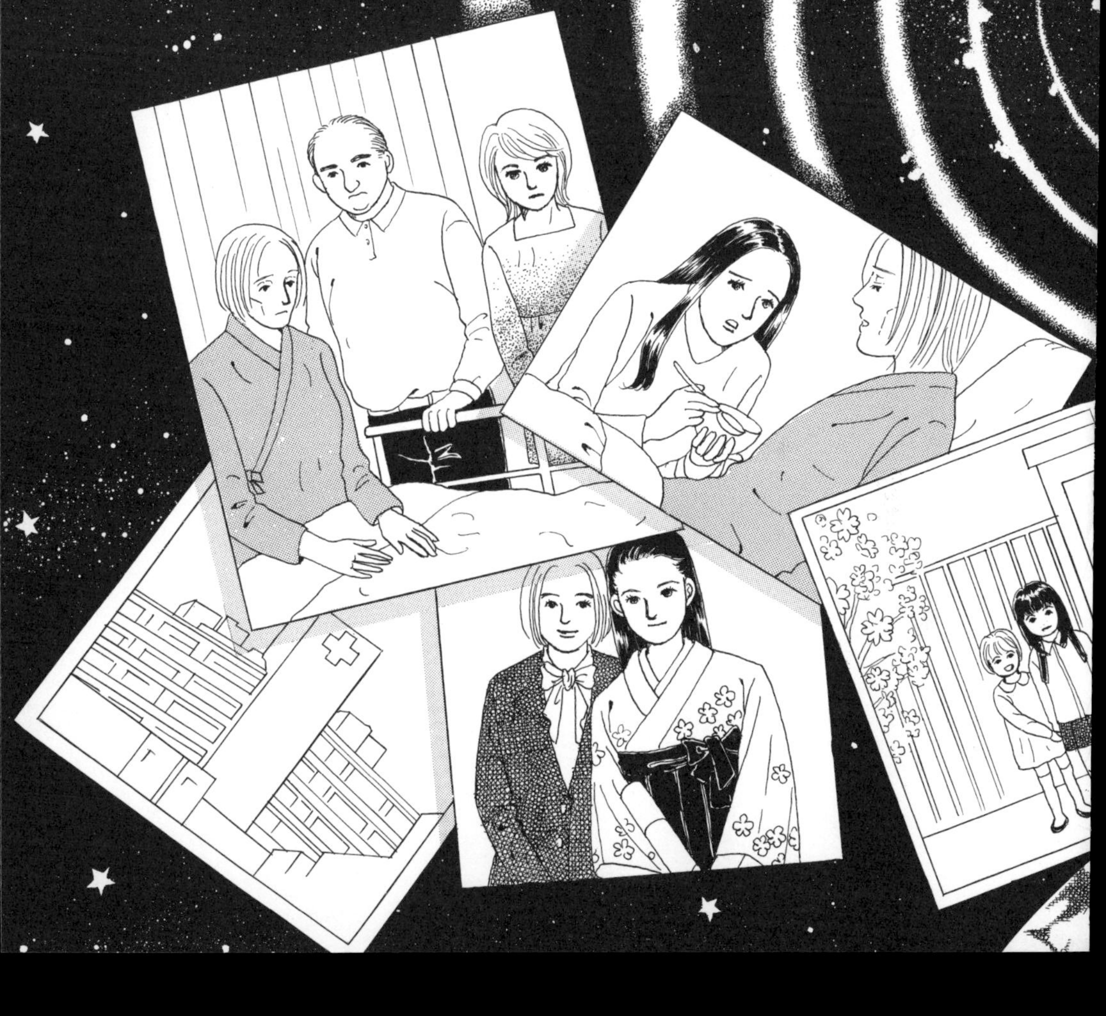

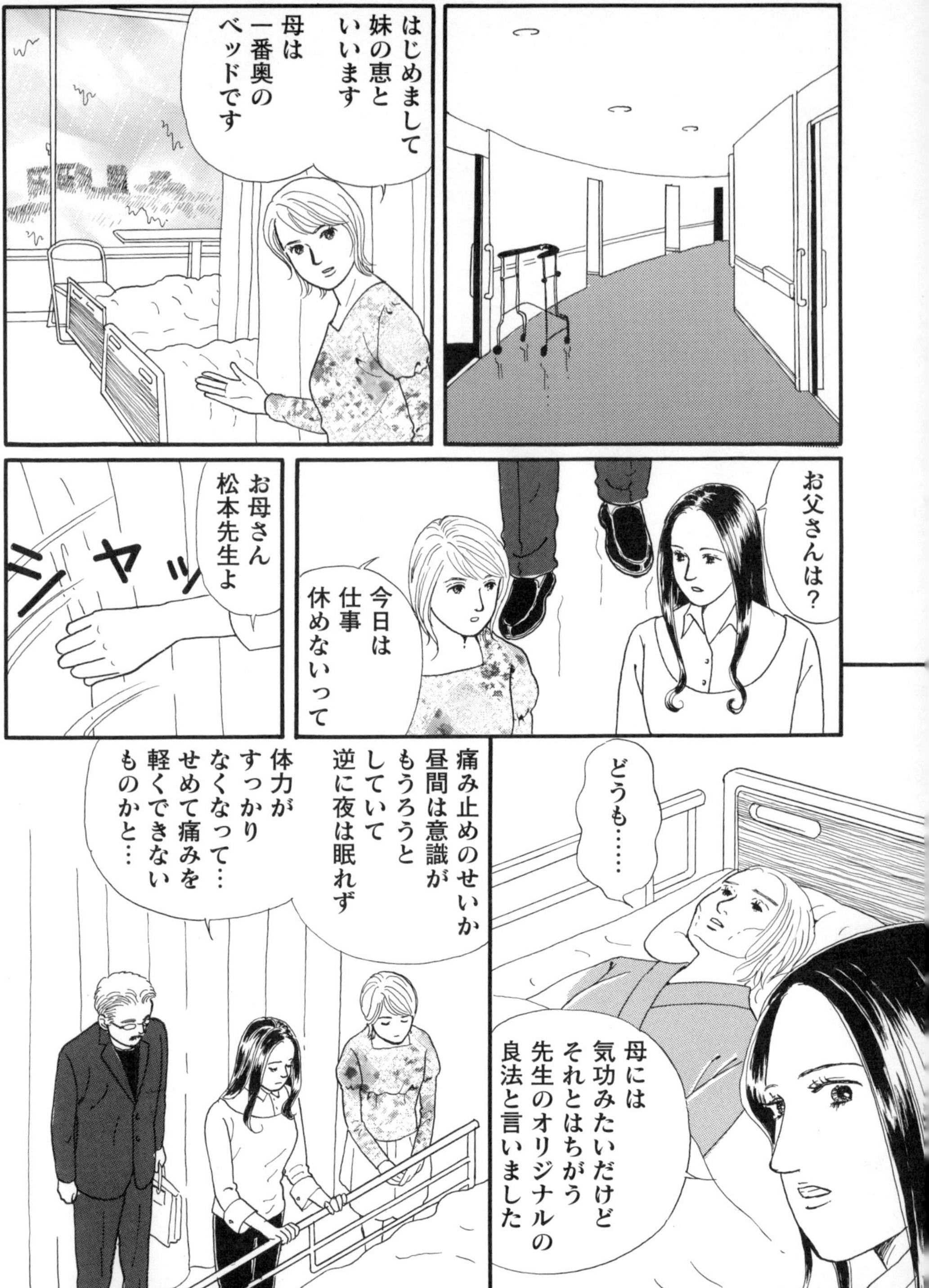
はじめまして
妹の恵と
いいます
母は
一番奥の
ベッドです
お父さんは?
今日は
仕事
休めないって
シャッ
お母さん
松本先生よ
どうも……
痛み止めのせいか
昼間は意識が
もうろうと
していて
逆に夜は眠れず
体力が
すっかり
なくなって…
せめて痛みを
軽くできない
ものかと…
母には
気功みたいだけど
それとはちがう
先生のオリジナルの
良法と言いました

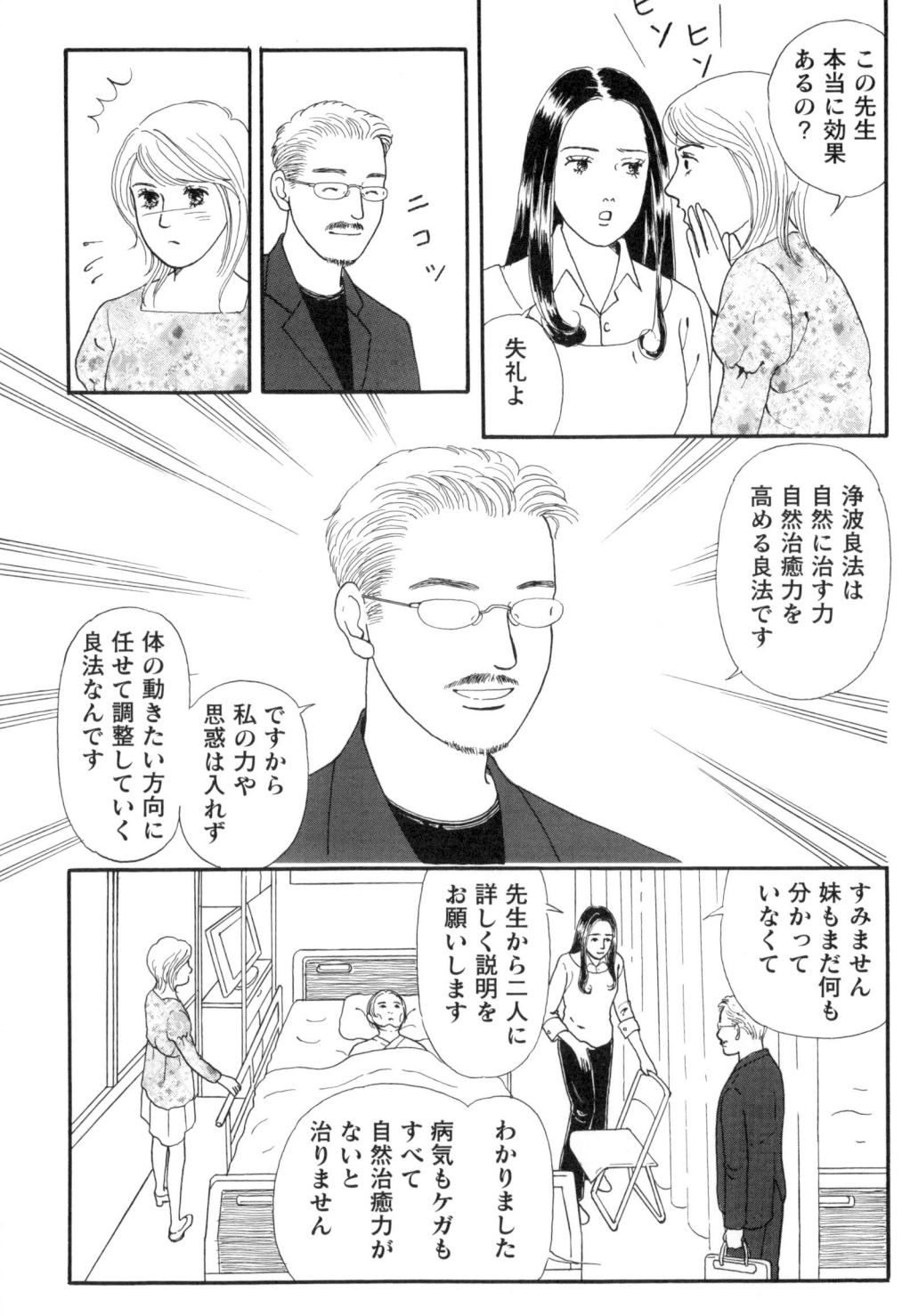

ヒソ ヒソ
この先生本当に効果あるの？
失礼よ
ニコッ
浄波良法は自然に治す力自然治癒力を高める良法です
ですから私の力や思惑は入れず
体の動きたい方向に任せて調整していく良法なんです
すみません妹もまだ何も分かっていなくて
先生から二人に詳しく説明をお願いします
わかりました病気もケガもすべて自然治癒力がないと治りません

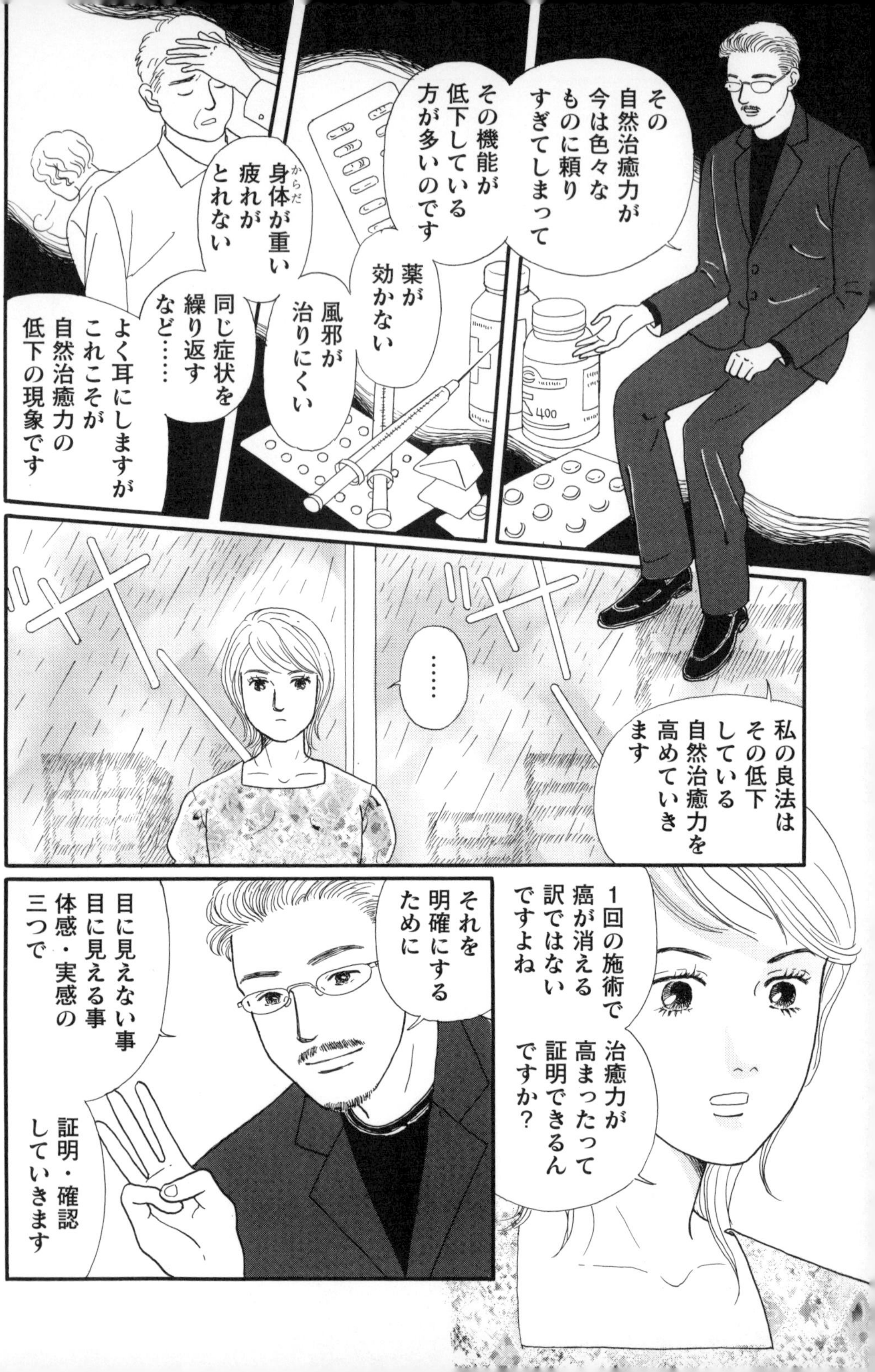
その自然治癒力が今は色々なものに頼りすぎてしまって
その機能が低下している方が多いのです
薬が効かない
風邪が治りにくい
身体《からだ》が重い疲れがとれない
同じ症状を繰り返すなど……
よく耳にしますがこれこそが自然治癒力の低下の現象です
私の良法はその低下している自然治癒力を高めていきます
……
1回の施術で癌が消える訳ではないですよね
治癒力が高まったって証明できるんですか?
それを明確にするために
目に見えない事目に見える事体感・実感の三つで
証明・確認していきます

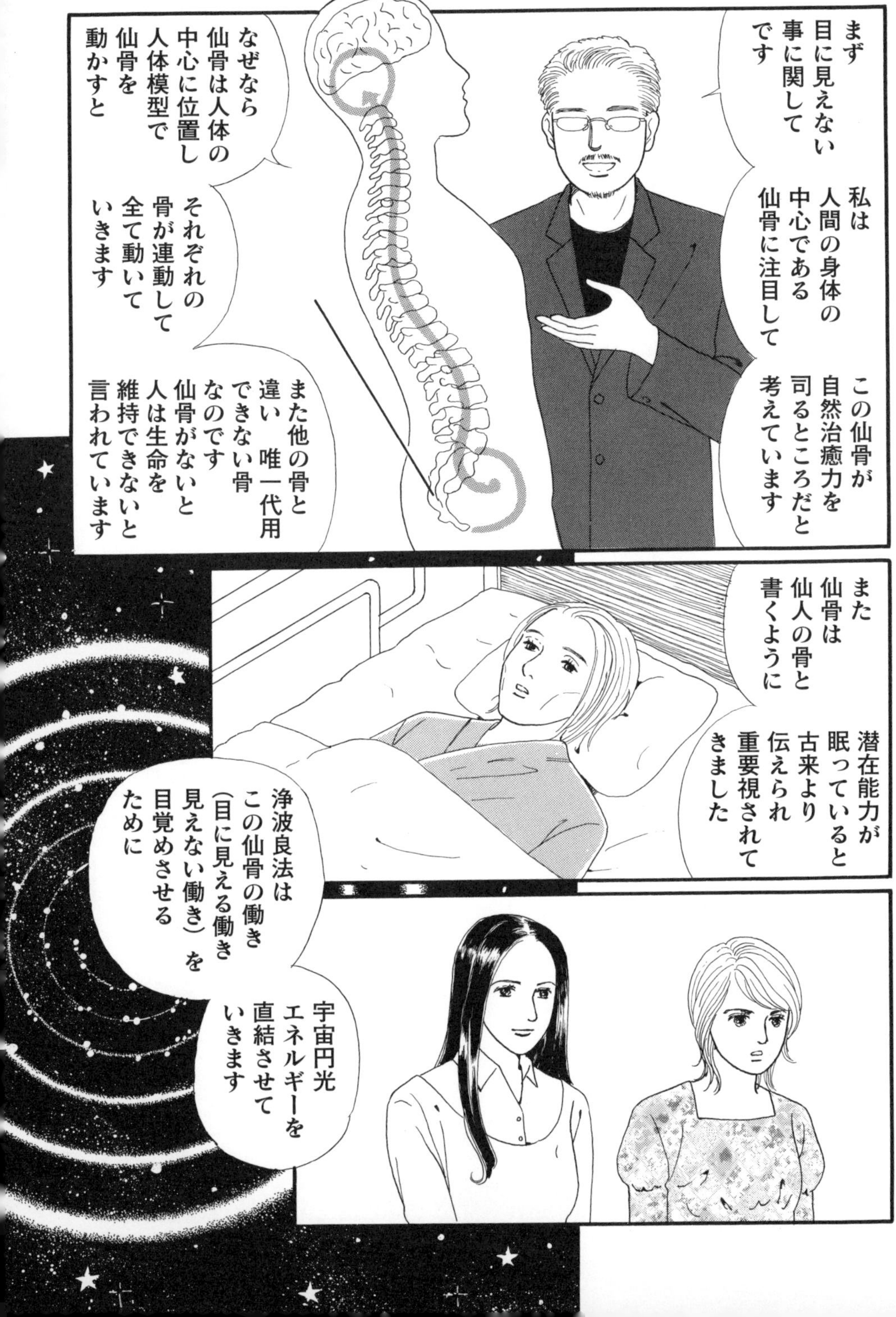
まず目に見えない事に関してです
私は人間の身体の中心である仙骨に注目して
この仙骨が自然治癒力を司るところだと考えています
なぜなら仙骨は人体の中心に位置し人体模型で仙骨を動かすと
それぞれの骨が連動して全て動いていきます
また他の骨と違い　唯一代用できない骨なのです
仙骨がないと人は生命を維持できないと言われています
また仙骨は仙人の骨と書くように
潜在能力が眠っていると古来より伝えられ重要視されてきました
浄波良法はこの仙骨の働き（目に見える働き見えない働き）を目覚めさせるために
宇宙円光エネルギーを直結させていきます

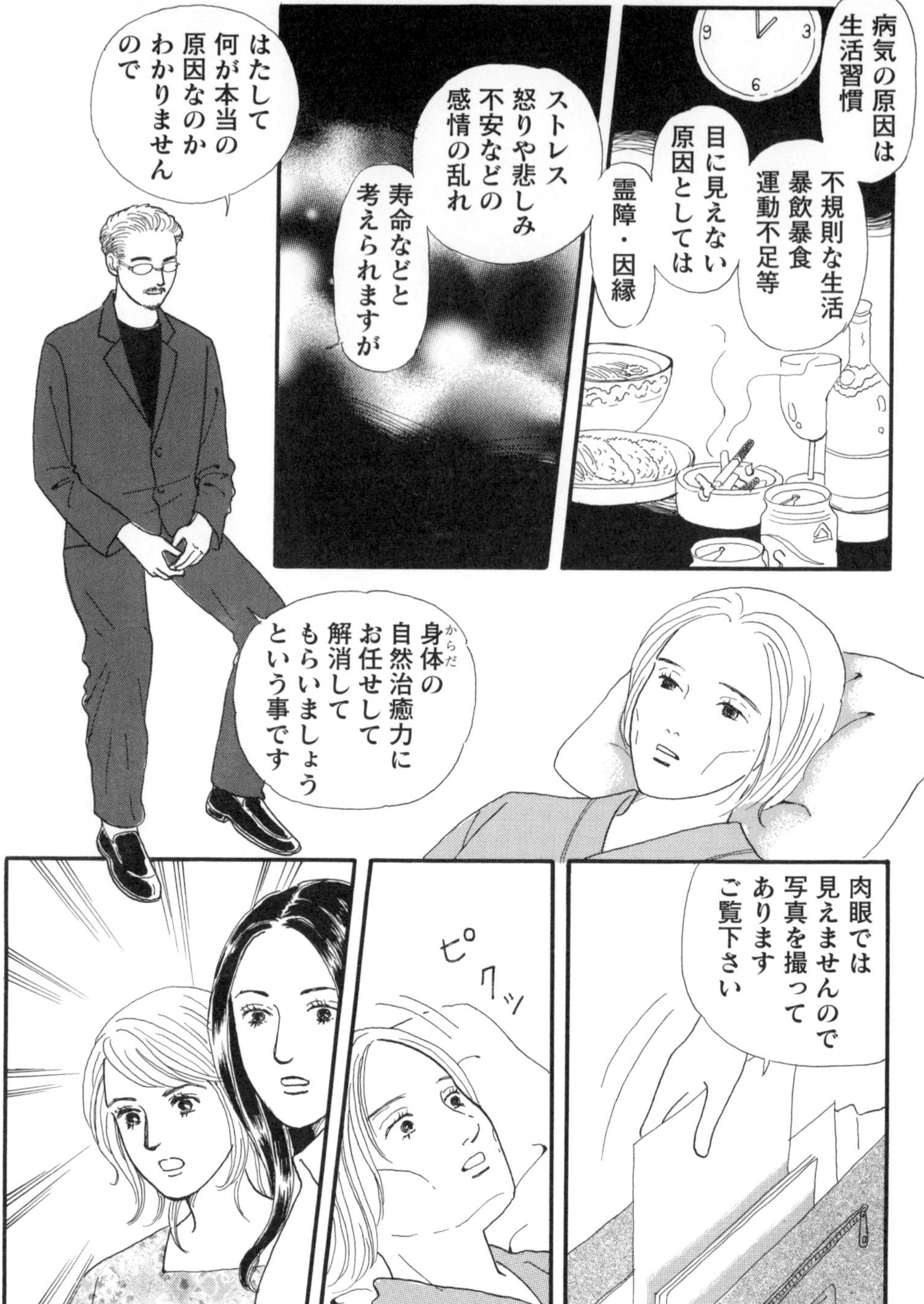
病気の原因は生活習慣
不規則な生活 暴飲暴食 運動不足等
目に見えない原因としては
霊障・因縁
ストレス 怒りや悲しみ 不安などの感情の乱れ
寿命などと考えられますが
はたして何が本当の原因なのかわかりませんので
身体《からだ》の自然治癒力にお任せして解消してもらいましょうという事です
肉眼では見えませんので写真を撮ってありますご覧下さい
ピクッ

②宇宙円光エネルギーが頭上から舞い降り、仙骨に入る瞬間

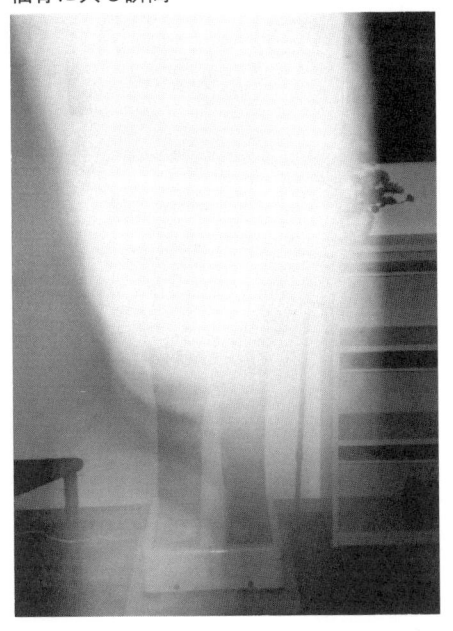

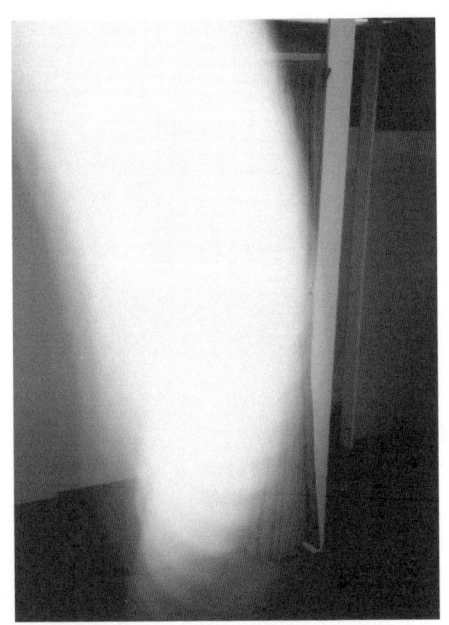

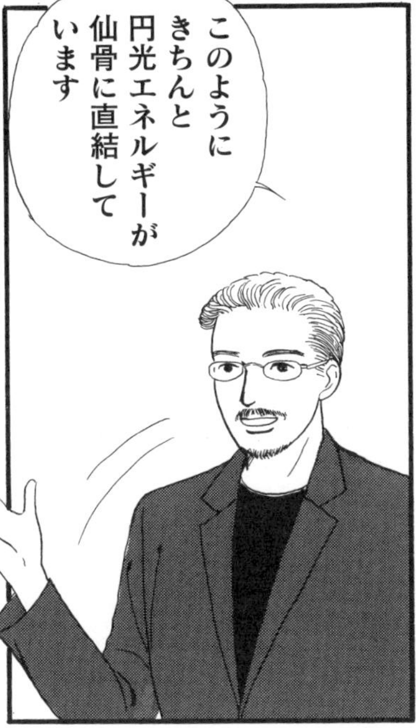

③宇宙円光エネルギーを降ろした後

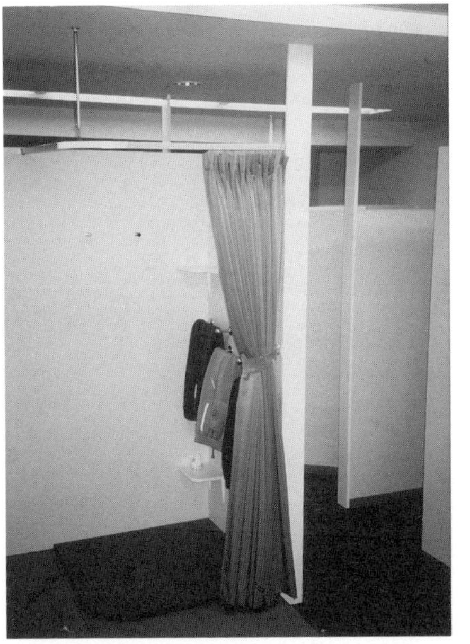

①場の環境を変える（お浄め）降ろす前

科学が証明した浄波良法の効果

〈脳波の変化〉

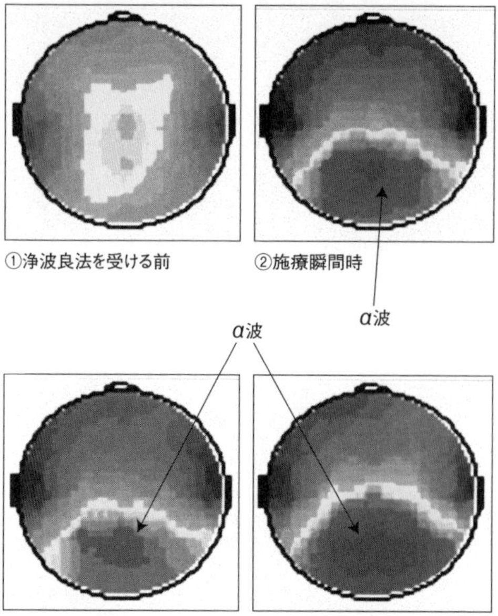

※α波が強くなると脳が活性化され、人間は自分の持っている能力を最大限に発揮できます。

（資料提供:東京電機大学教授・町好雄博士）

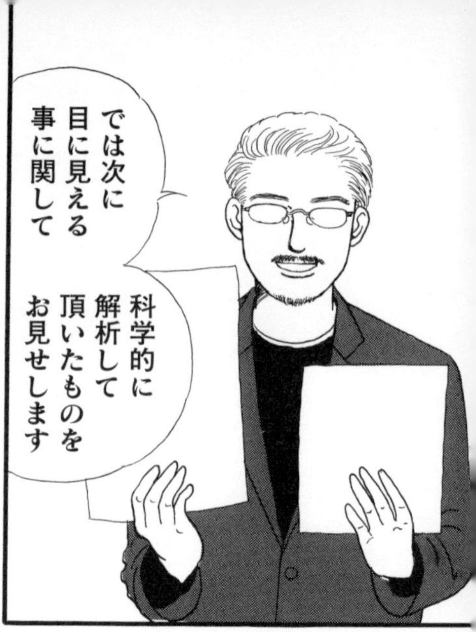
では次に目に見える事に関して
科学的に解析して頂いたものをお見せします

GSRの分析から見た「気」のパワー

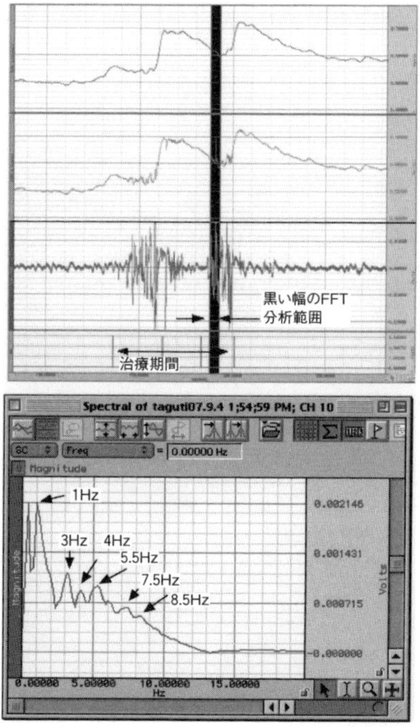

▲施療中に松本先生から発される力を電気信号として測定したもの。施療中、松本先生から癒しのエネルギーが出ていることが判明した。

（資料提供:東京電機大学教授・町好雄博士）

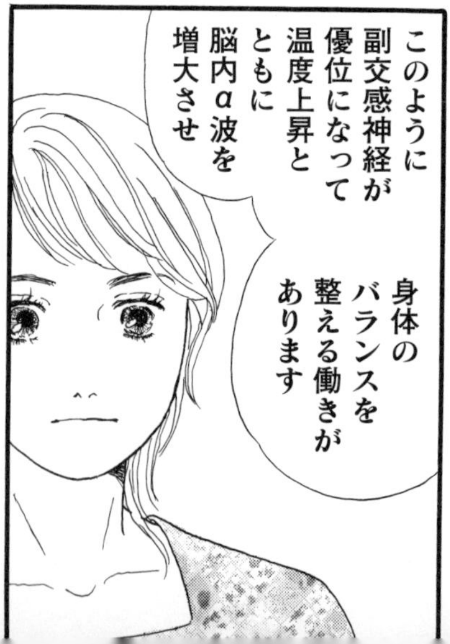
このように副交感神経が優位になって温度上昇とともに脳内α波を増大させ
身体のバランスを整える働きがあります

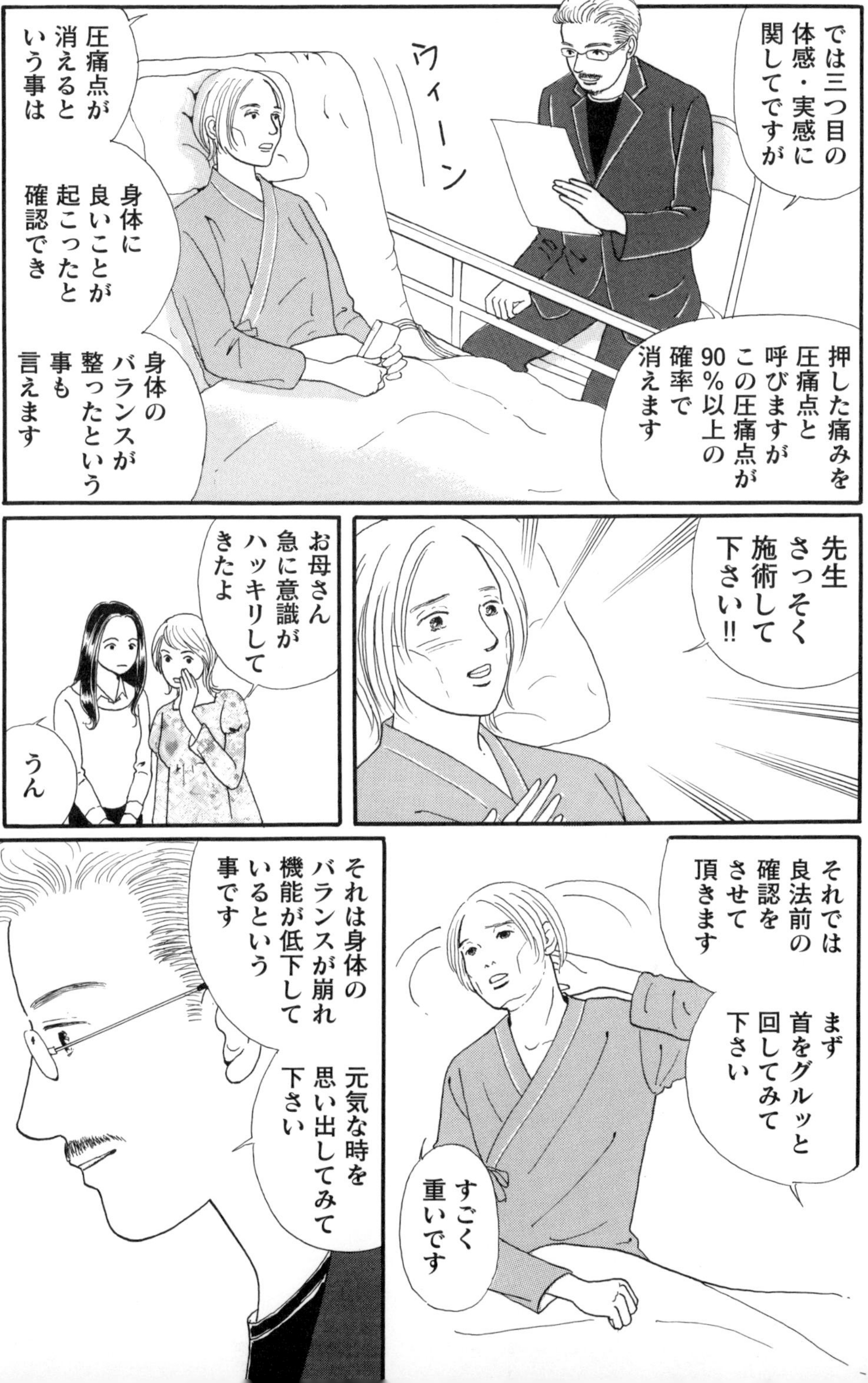

では三つ目の体感・実感に関してですが
ウィーン
押した痛みを圧痛点と呼びますがこの圧痛点が90%以上の確率で消えます
圧痛点が消えるという事は
身体に良いことが起こったと確認でき
身体のバランスが整ったという事も言えます
先生さっそく施術して下さい!!
お母さん急に意識がハッキリしてきたよ
うん
それでは良法前の確認をさせて頂きます
まず首をグルッと回してみて下さい
すごく重いです
それは身体のバランスが崩れ機能が低下しているという事です
元気な時を思い出してみて下さい

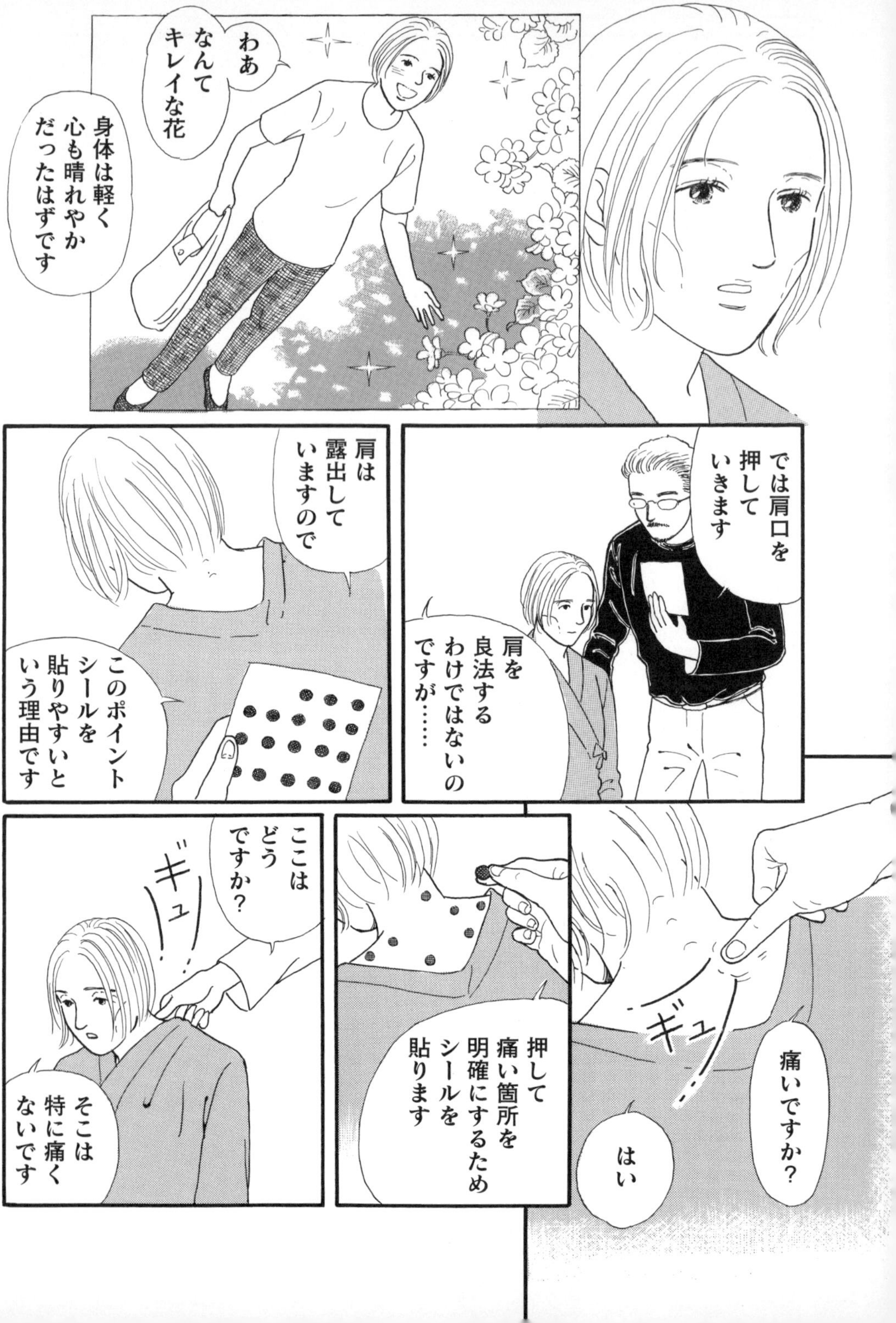
わぁ
なんて
キレイな花
身体は軽く
心も晴れやか
だったはずです
では肩口を
押して
いきます
肩を
良法する
わけではないの
ですが……
肩は
露出して
いますので
このポイント
シールを
貼りやすいと
いう理由です
痛いですか？
ギュ
はい
押して
痛い箇所を
明確にするため
シールを
貼ります
ここは
どう
ですか？
ギュ
そこは
特に痛く
ないです

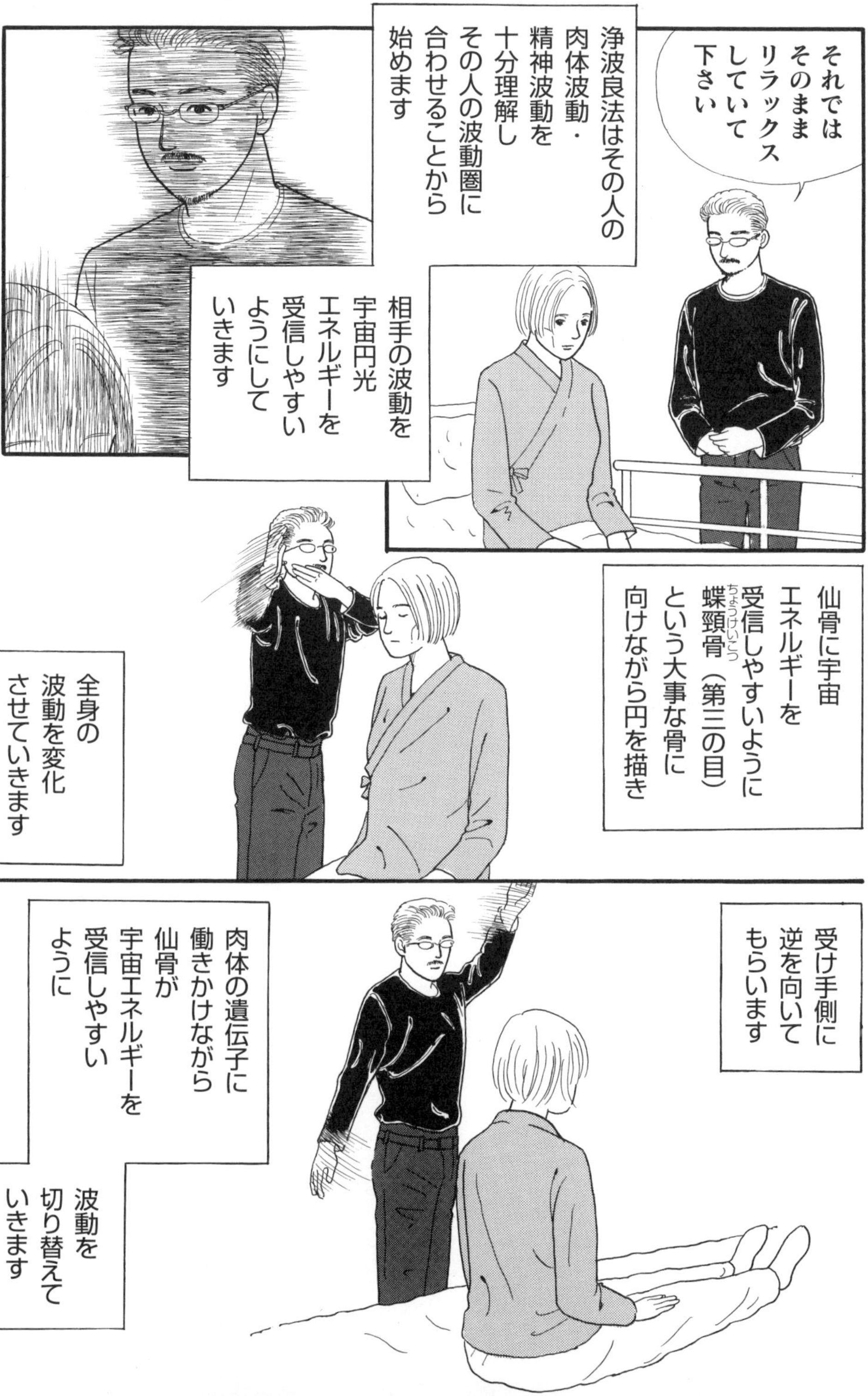

それでは
そのまま
リラックス
していて
下さい
浄波良法はその人の
肉体波動・
精神波動を
十分理解し
その人の波動圏に
合わせることから
始めます
相手の波動を
宇宙円光
エネルギーを
受信しやすい
ようにして
いきます
仙骨に宇宙
エネルギーを
受信しやすいように
蝶頸骨《ちょうけいこつ》（第三の目）
という大事な骨に
向けながら円を描き
全身の
波動を変化
させていきます
受け手側に
逆を向いて
もらいます
肉体の遺伝子に
働きかけながら
仙骨が
宇宙エネルギーを
受信しやすい
ように
波動を
切り替えて
いきます

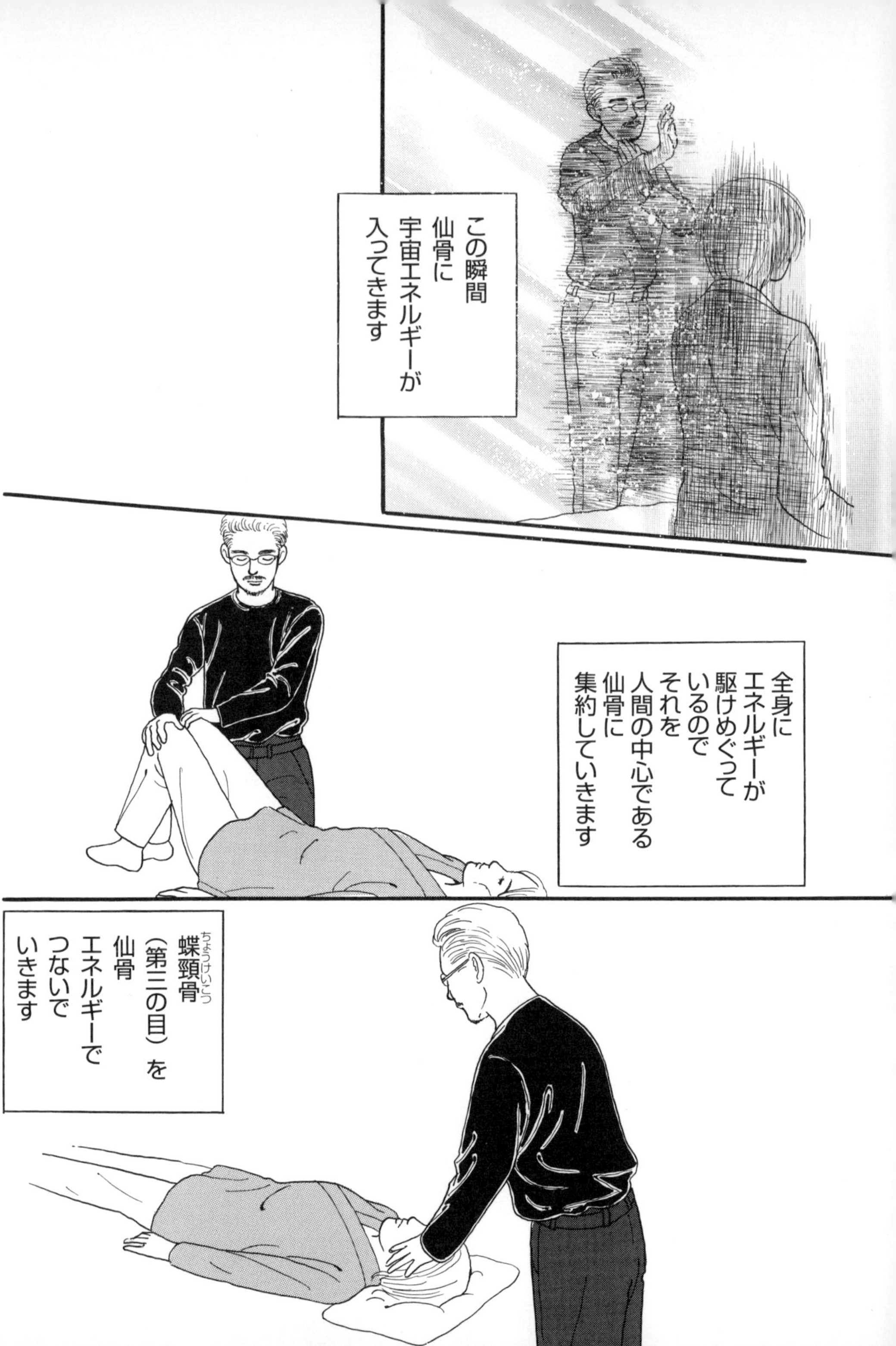
この瞬間
仙骨に
宇宙エネルギーが
入ってきます
全身に
エネルギーが
駆けめぐって
いるので
それを
人間の中心である
仙骨に
集約していきます
蝶頸骨《ちょうけいこつ》
（第三の目）を
仙骨
エネルギーで
つないで
いきます

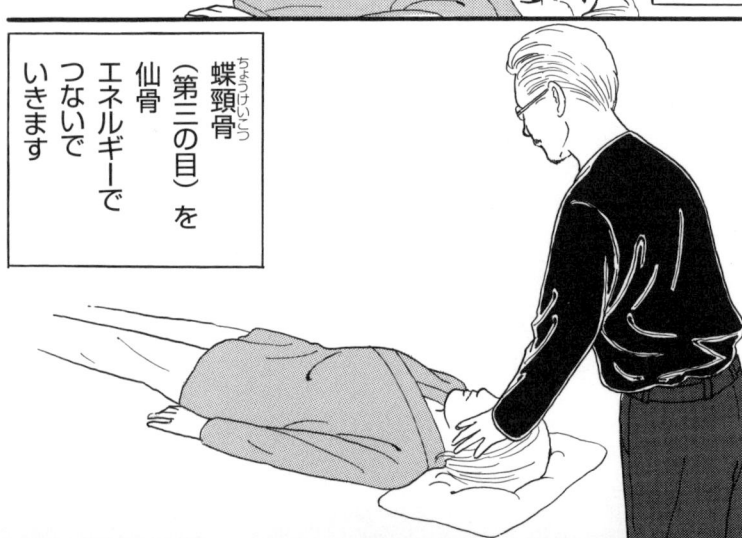

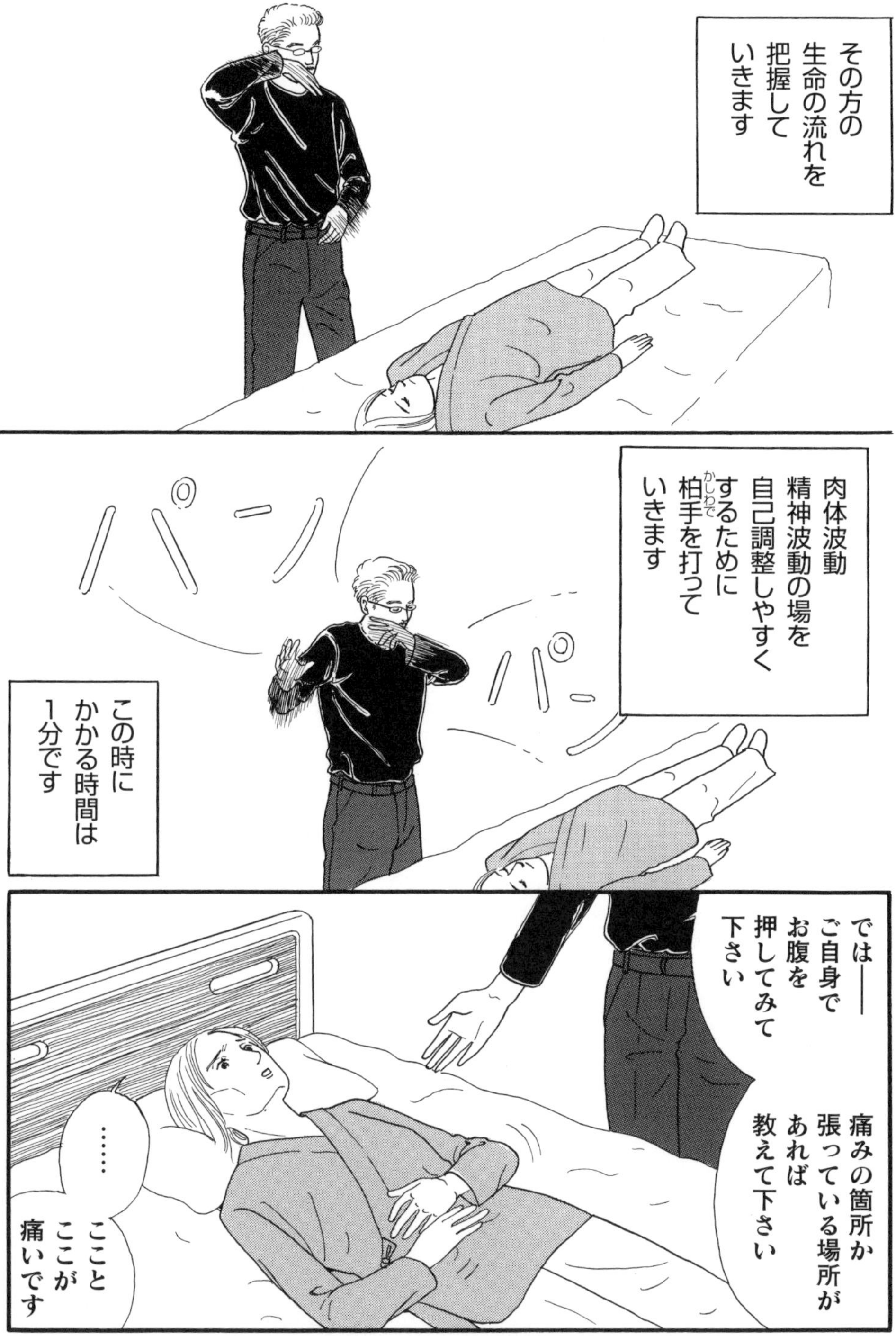

その方の生命の流れを把握していきます
肉体波動精神波動の場を自己調整しやすくするために柏手《かしわで》を打っていきます
パーン
パン
この時にかかる時間は1分です
では——ご自身でお腹を押してみて下さい
痛みの箇所か張っている場所があれば教えて下さい
……
ここと ここが 痛いです

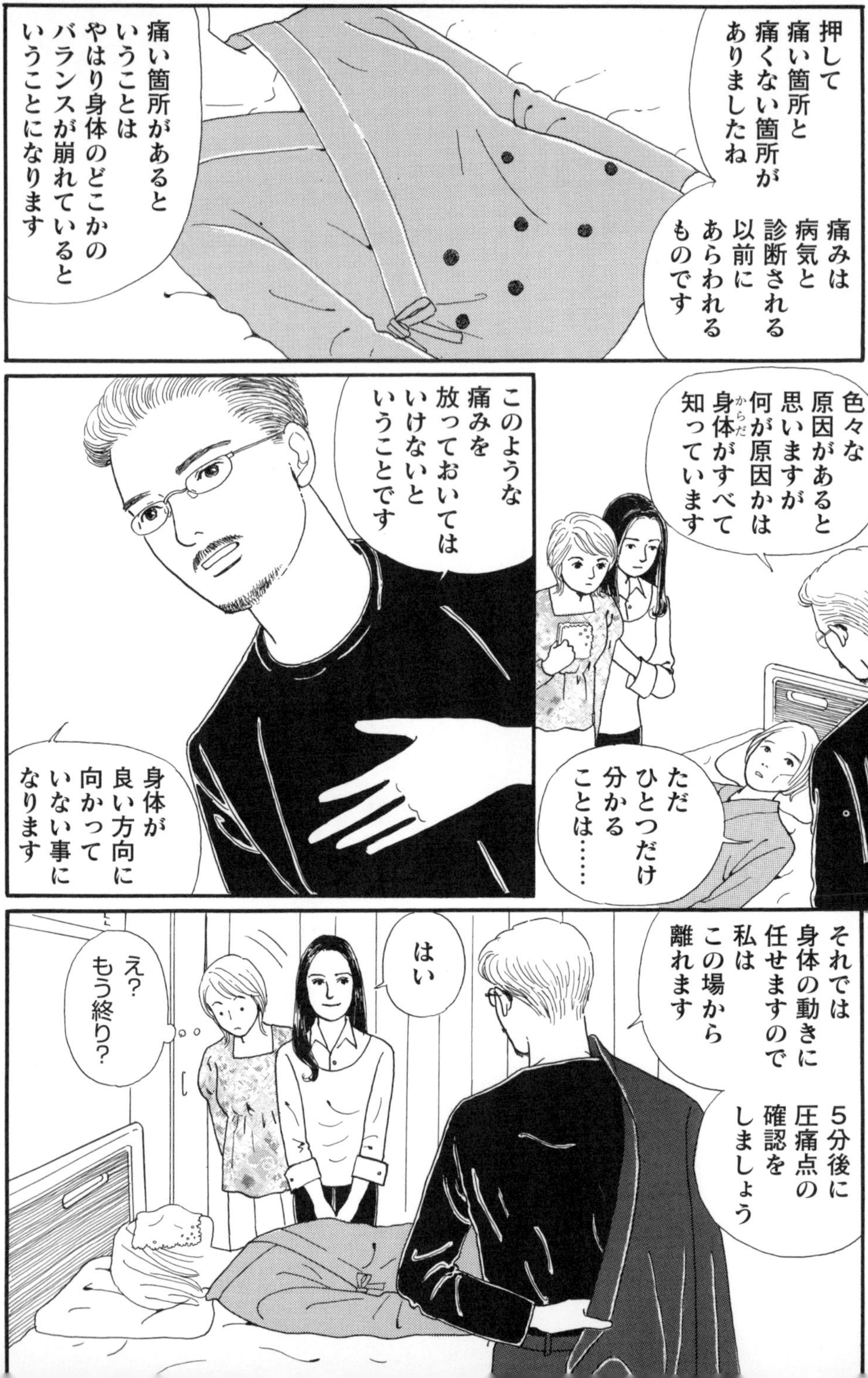
押して痛い箇所と痛くない箇所がありましたね
痛みは病気と診断される以前にあらわれるものです
痛い箇所があるということはやはり身体のどこかのバランスが崩れているということになります
色々な原因があると思いますが何が原因かは身体《からだ》がすべて知っています
このような痛みを放っておいてはいけないということです
ただひとつだけ分かることは……
身体が良い方向に向かっていない事になります
それでは身体の動きに任せますので私はこの場から離れます
5分後に圧痛点の確認をしましょう
はい
え？もう終り？

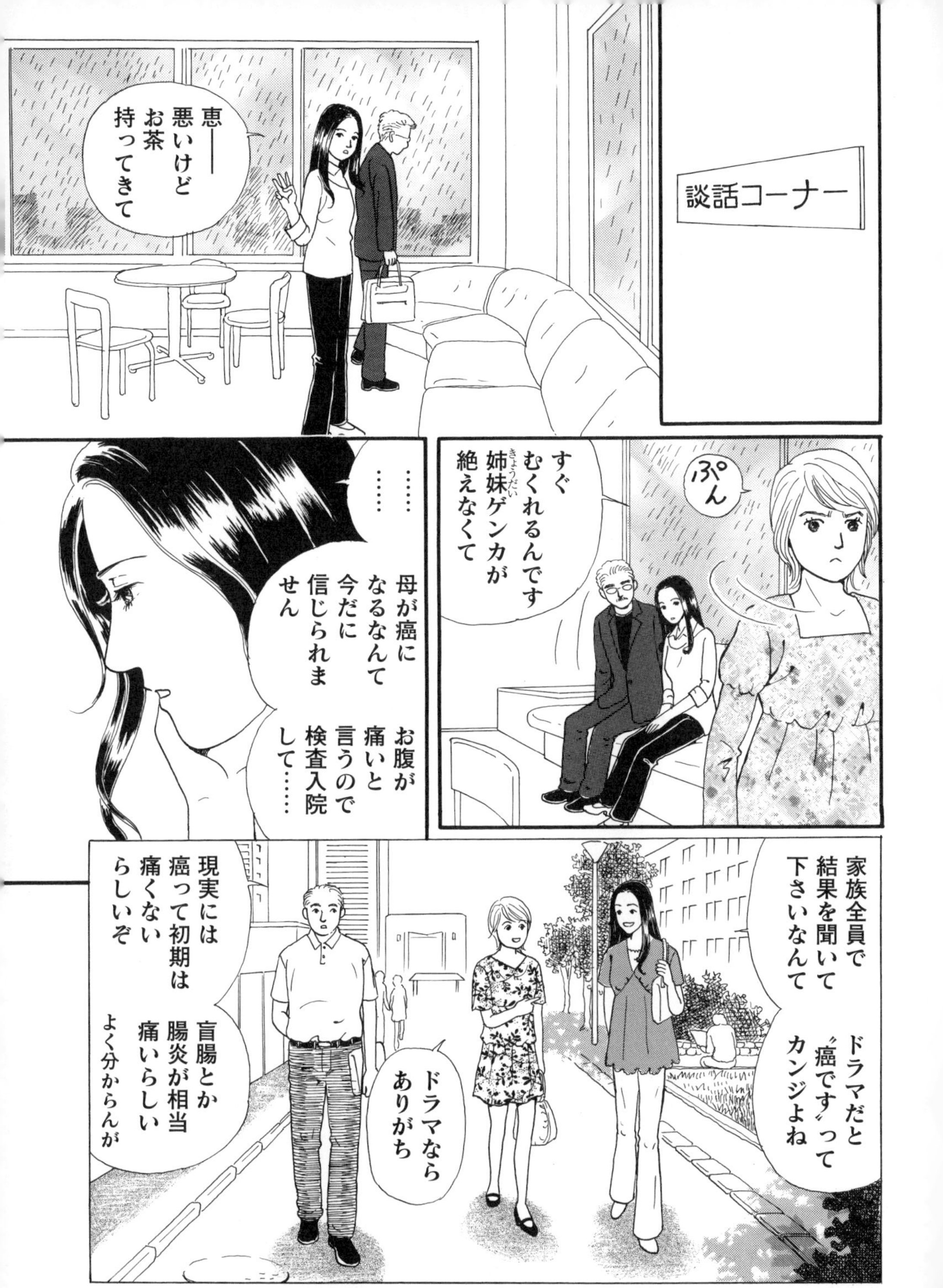
談話コーナー
恵―― 悪いけど お茶 持ってきて
ぷん
すぐ むくれるんです 姉妹《きょうだい》ゲンカが 絶えなくて
…… ……
母が癌に なるなんて 今だに 信じられま せん
お腹が 痛いと 言うので 検査入院 して……
家族全員で 結果を聞いて 下さいなんて
ドラマだと 〝癌です〟って カンジよね
ドラマなら ありがち
現実には 癌って初期は 痛くない らしいぞ
盲腸とか 腸炎が相当 痛いらしい
よく分からんが

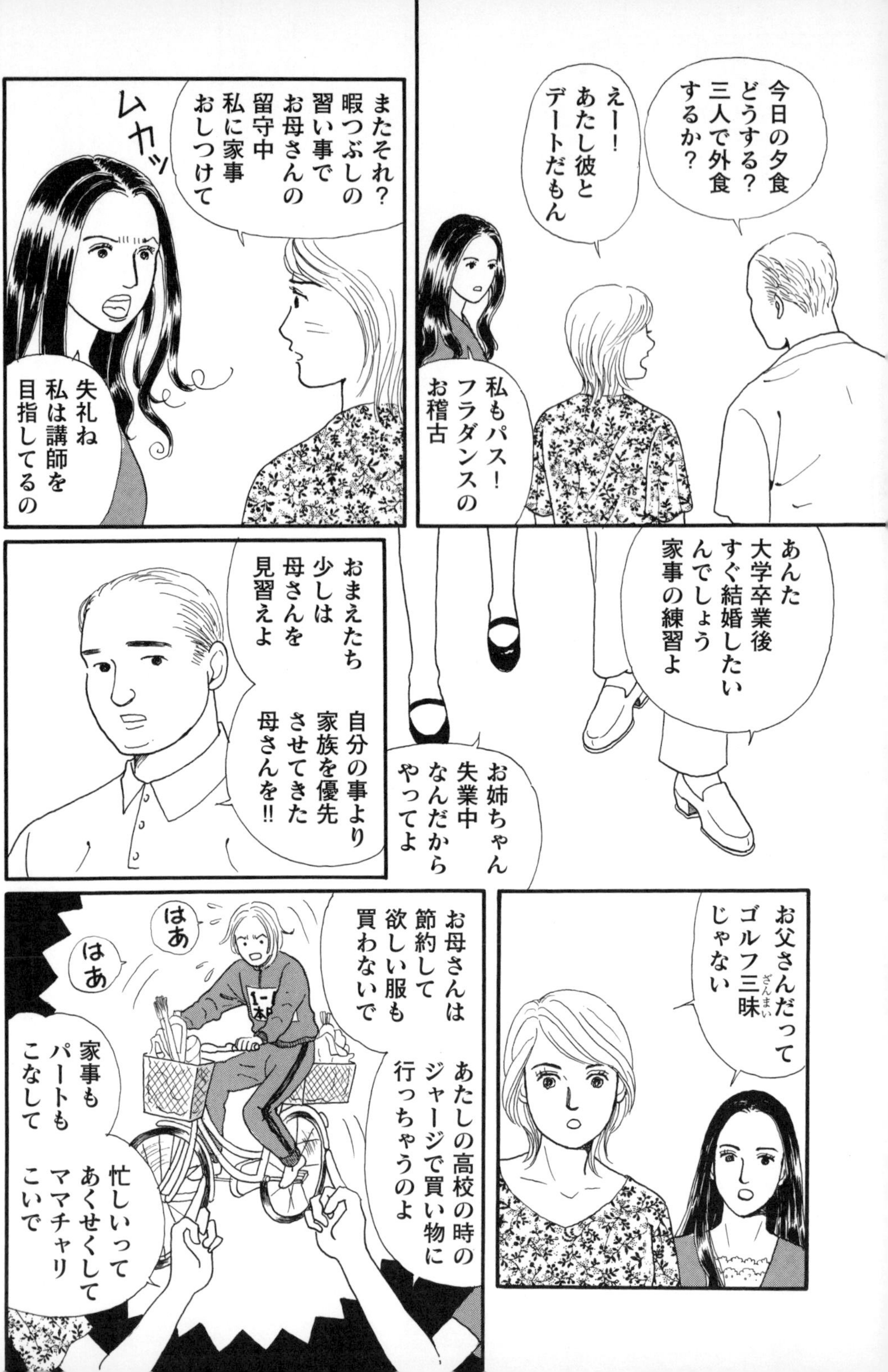
今日の夕食どうする？三人で外食するか？
えー！あたし彼とデートだもん
私もパス！フラダンスのお稽古
またそれ？暇つぶしの習い事でお母さんの留守中私に家事おしつけて
ムカッ
失礼ね私は講師を目指してるの
あんた大学卒業後すぐ結婚したいんでしょう家事の練習よ
お姉ちゃん失業中なんだからやってよ
おまえたち少しは母さんを見習えよ
自分の事より家族を優先させてきた母さんを!!
お父さんだってゴルフ三昧《ざんまい》じゃない
お母さんは節約して欲しい服も買わないで
あたしの高校の時のジャージで買い物に行っちゃうのよ
はあ
はあ
家事もパートもこなして
忙しいってあくせくしてママチャリこいで

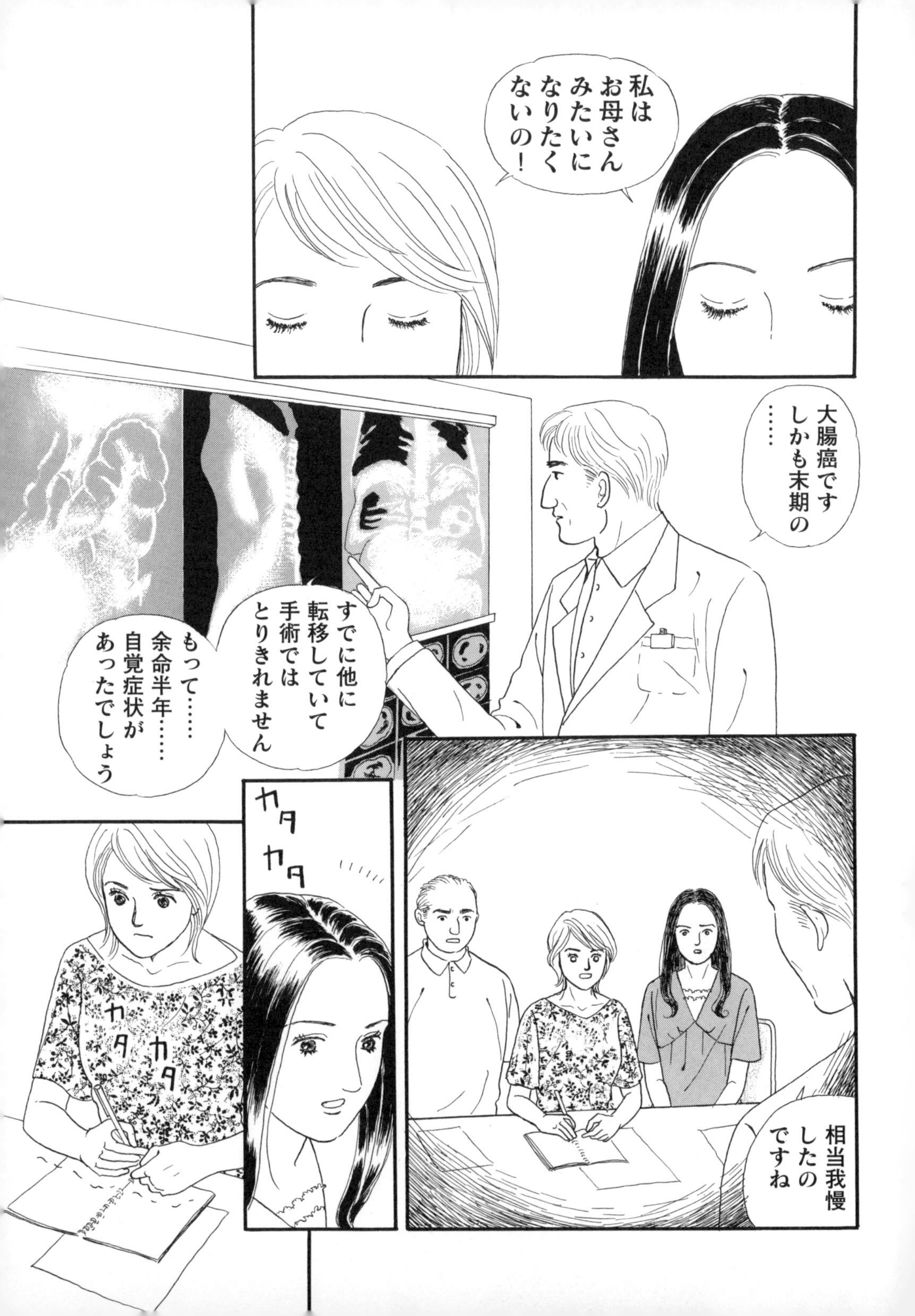

私は
お母さん
みたいに
なりたく
ないの！
大腸癌です
しかも末期の
……
すでに他に
転移していて
手術では
とりきれません
もって……
余命半年……
自覚症状が
あったでしょう
相当我慢
したの
ですね
カタ
カタ
カタ
カタ

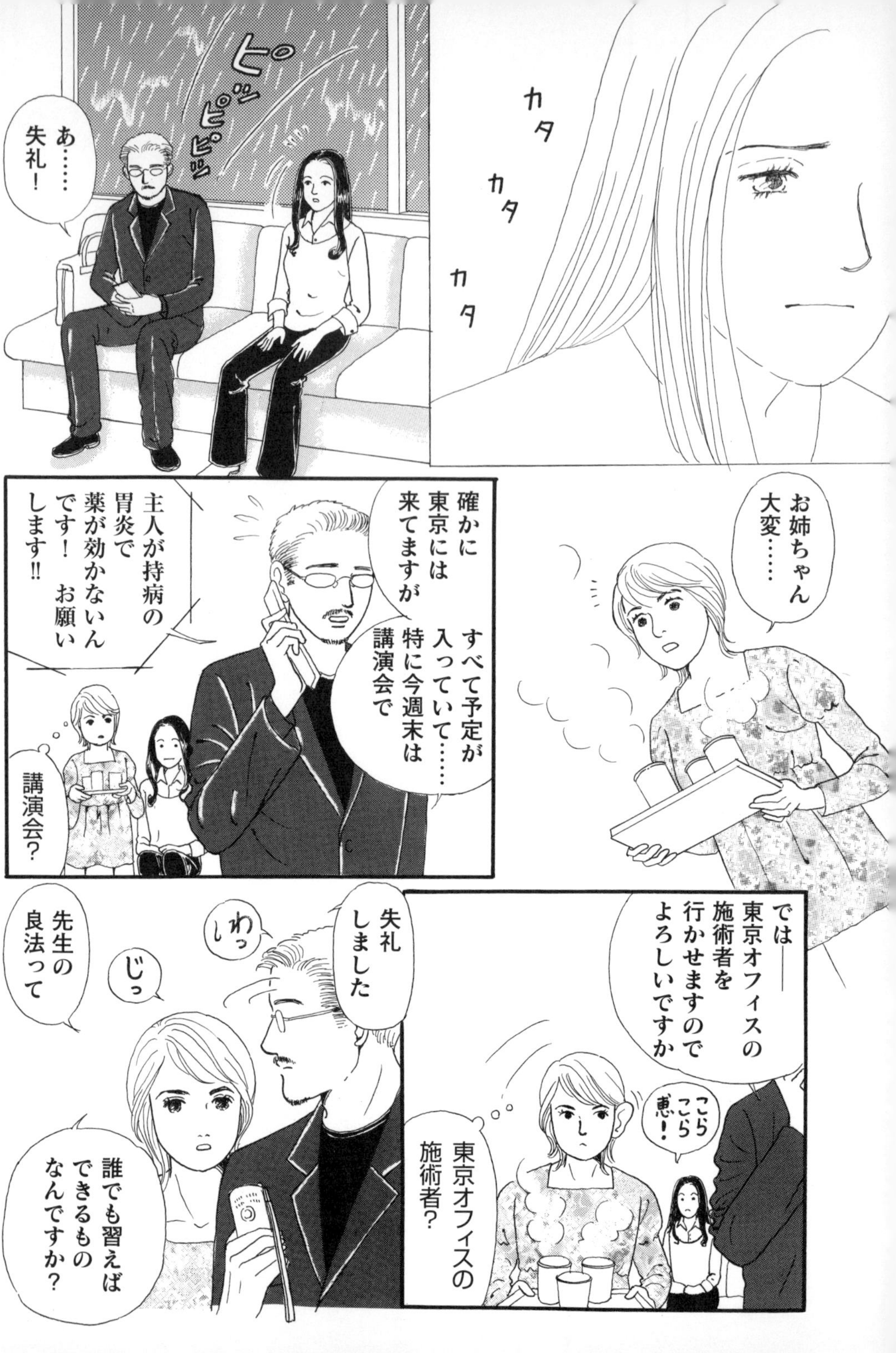
カタ
カタ
カタ
ピッピッピピッ
あ……失礼！
お姉ちゃん大変……
確かに東京には来てますが
すべて予定が入っていて……特に今週末は講演会で
主人が持病の胃炎で薬が効かないんです！　お願いします!!
講演会？
では――東京オフィスの施術者を行かせますのでよろしいですか
こらこら恵！
東京オフィスの施術者？
失礼しました
わっ
じっ
先生の良法って
誰でも習えばできるものなんですか？

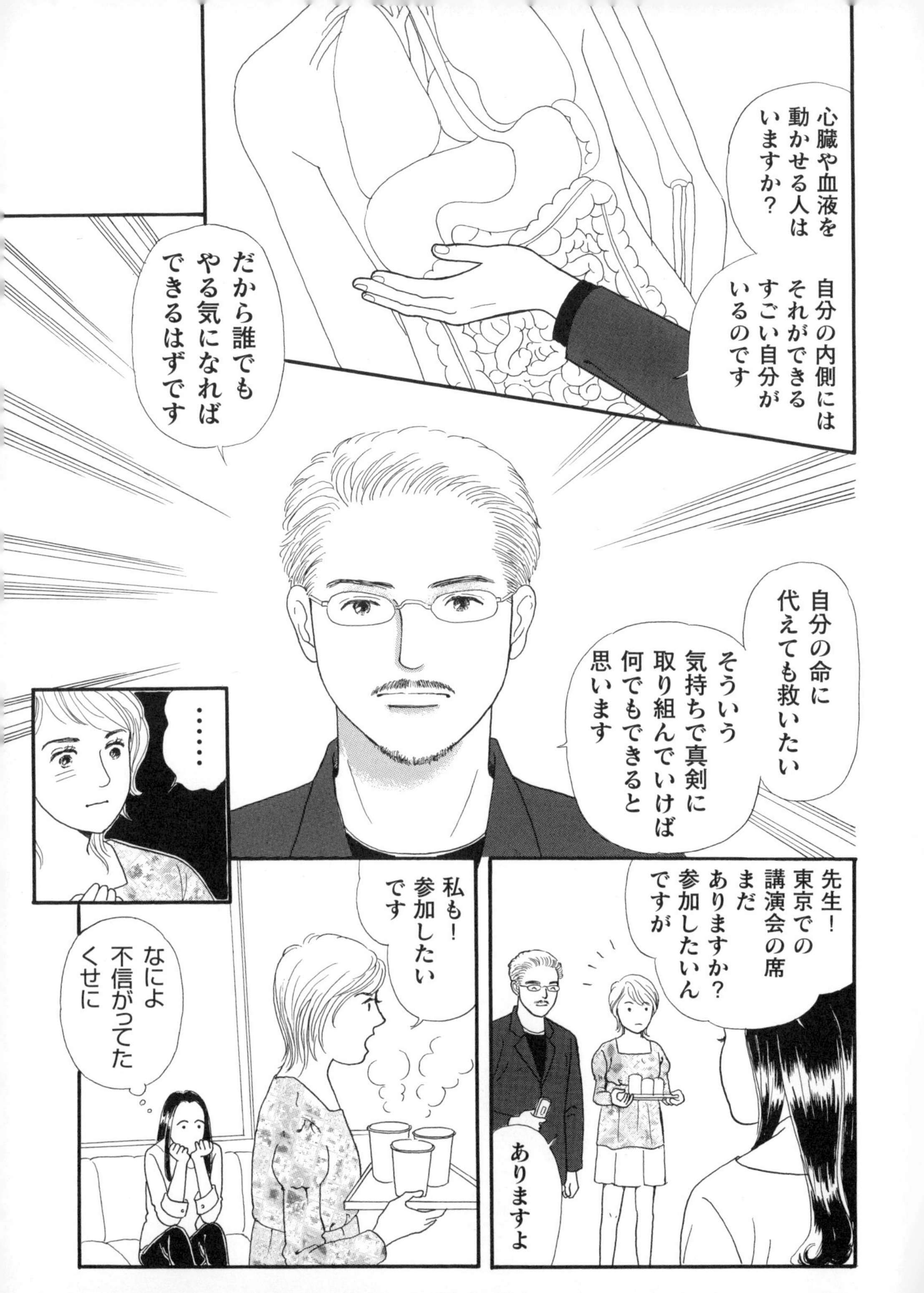
心臓や血液を動かせる人はいますか？
自分の内側にはそれができるすごい自分がいるのです
だから誰でもやる気になればできるはずです
自分の命に代えても救いたい
そういう気持ちで真剣に取り組んでいけば何でもできると思います
……
先生！東京での講演会の席まだありますか？参加したいんですが
ありますよ
私も！参加したいです
なによ不信がってたくせに

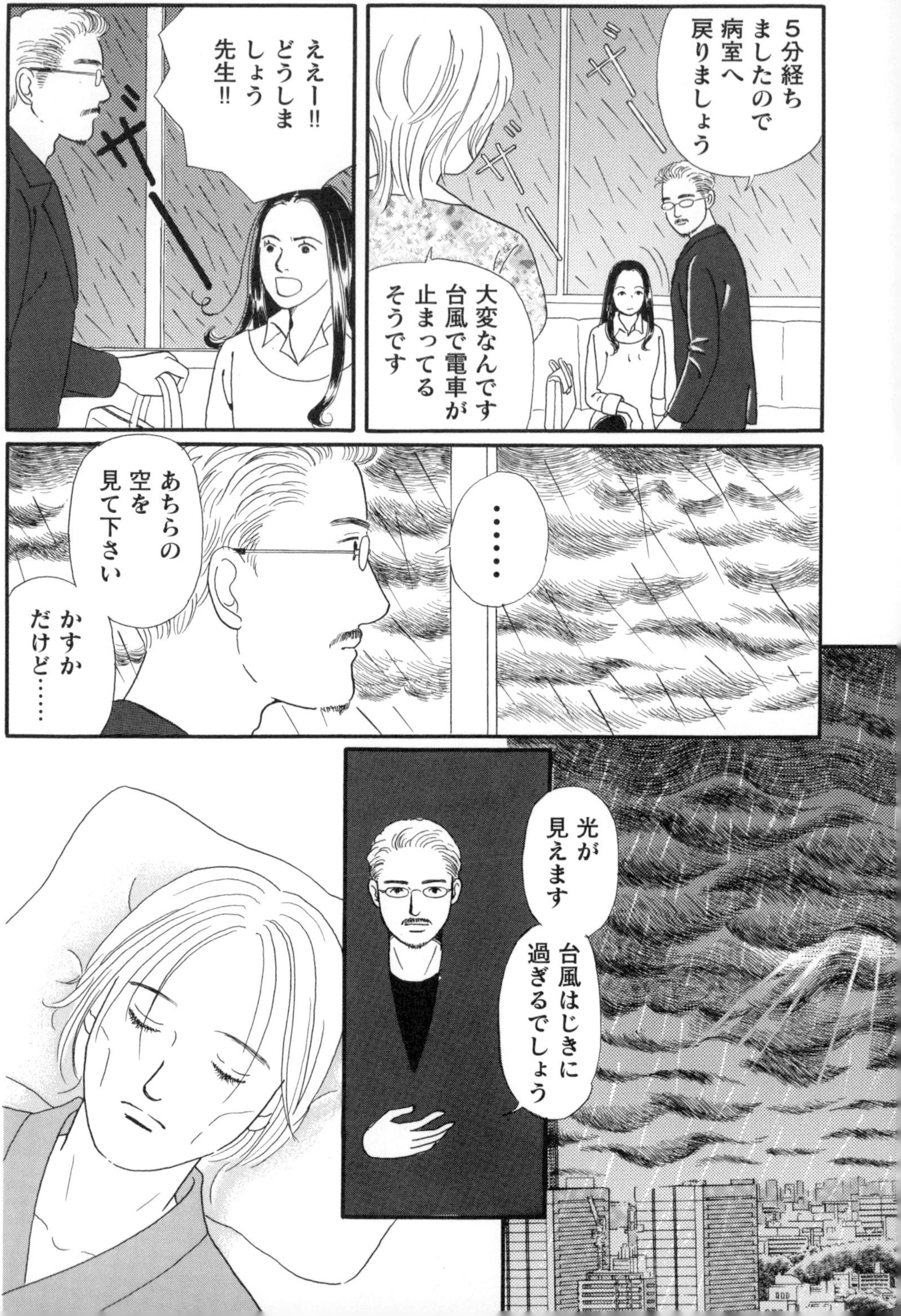
5分経ちましたので病室へ戻りましょう
ザザー
大変なんです台風で電車が止まってるそうです
ええー!! どうしましょう先生!!
ザザー
……
あちらの空を見て下さい
かすかだけど……
光が見えます
台風はじきに過ぎるでしょう

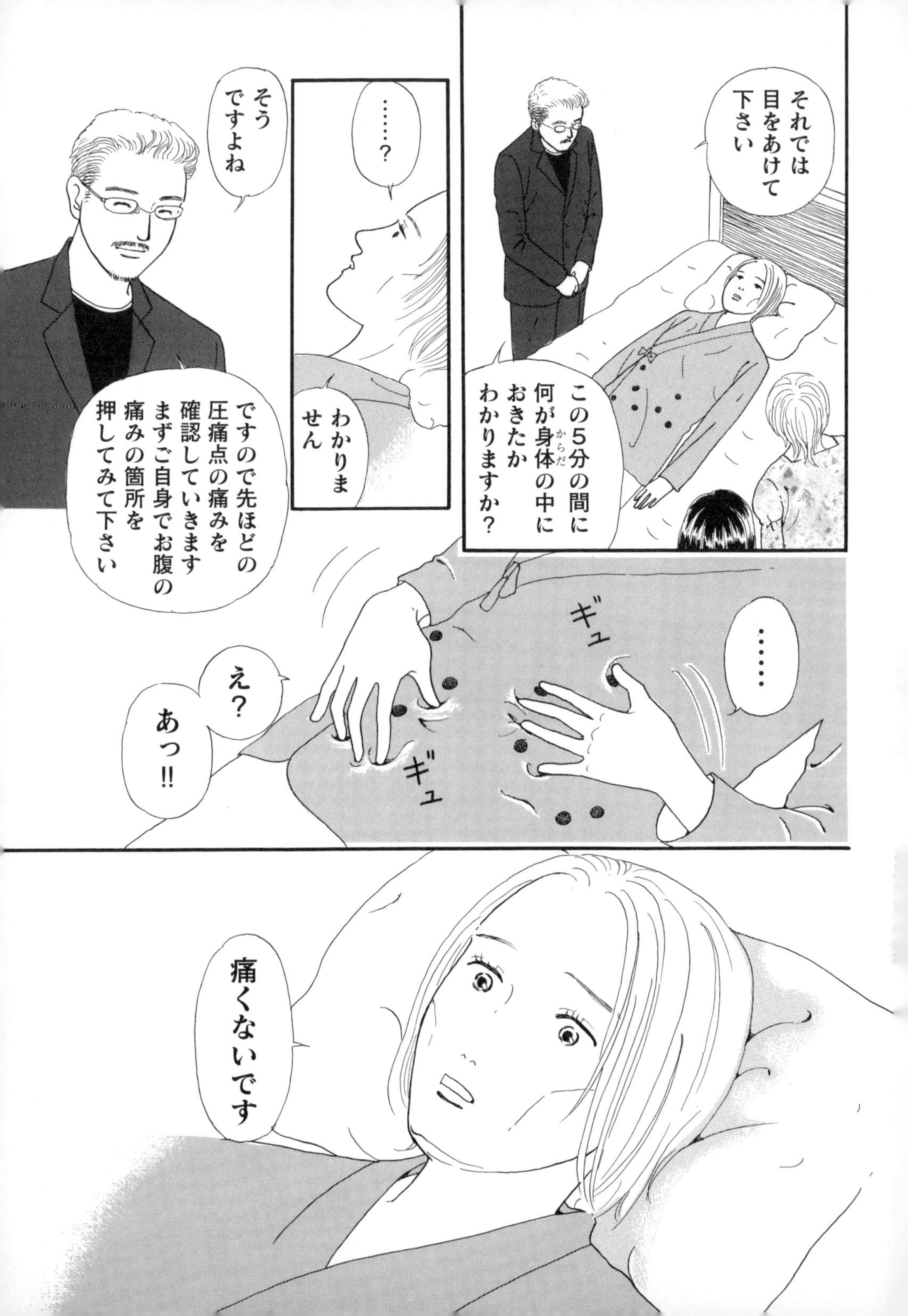
それでは目をあけて下さい
この5分の間に何が身体《からだ》の中におきたかわかりますか?
……?
わかりません
そうですよね
ですので先ほどの圧痛点の痛みを確認していきますまずご自身でお腹の痛みの箇所を押してみて下さい
ギュ
ギュ
……
え?
あっ!!
痛くないです

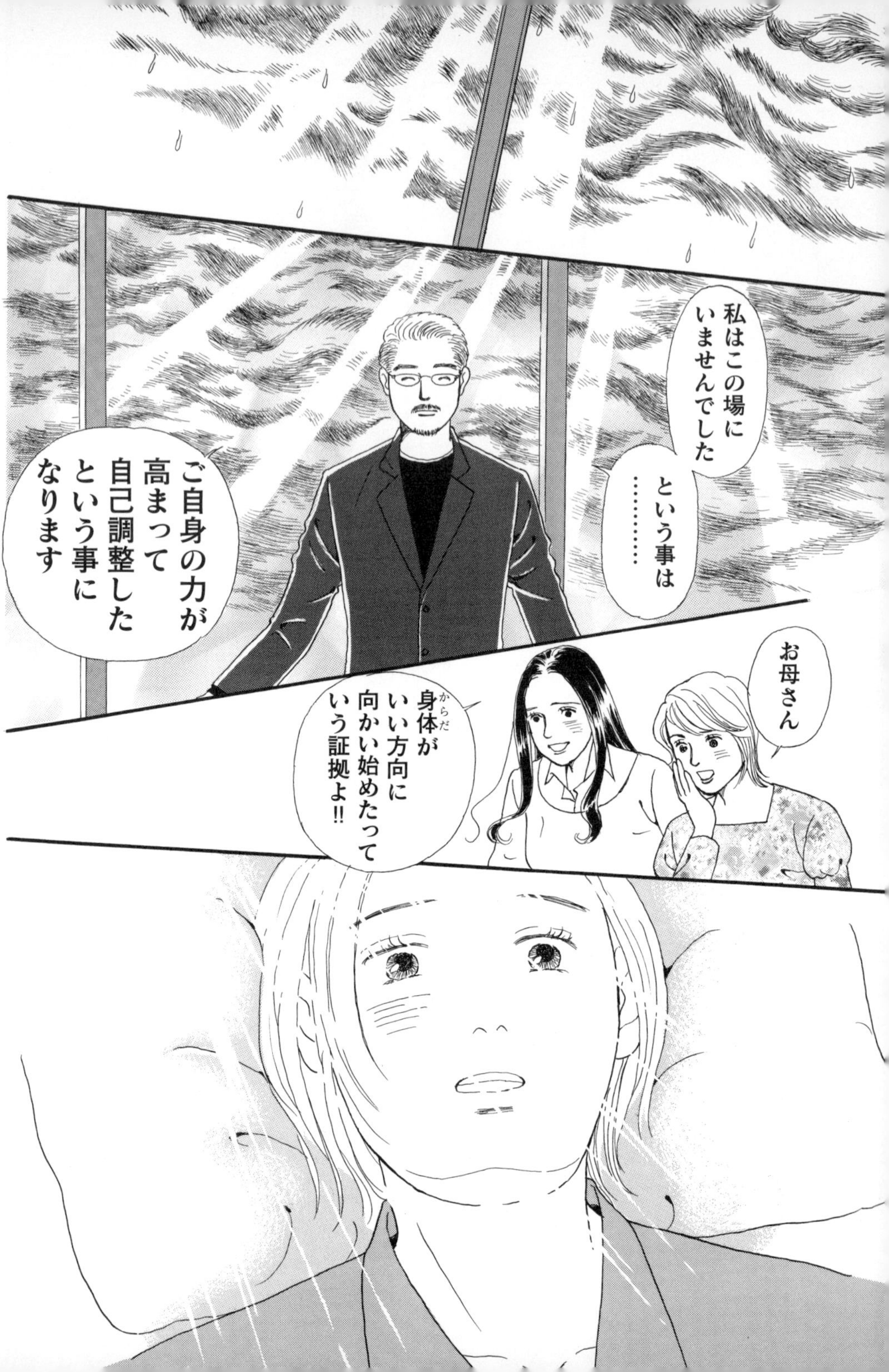
私はこの場にいませんでした
という事は……………
ご自身の力が高まって自己調整したという事になります
お母さん
身体《からだ》がいい方向に向かい始めたっていう証拠よ!!

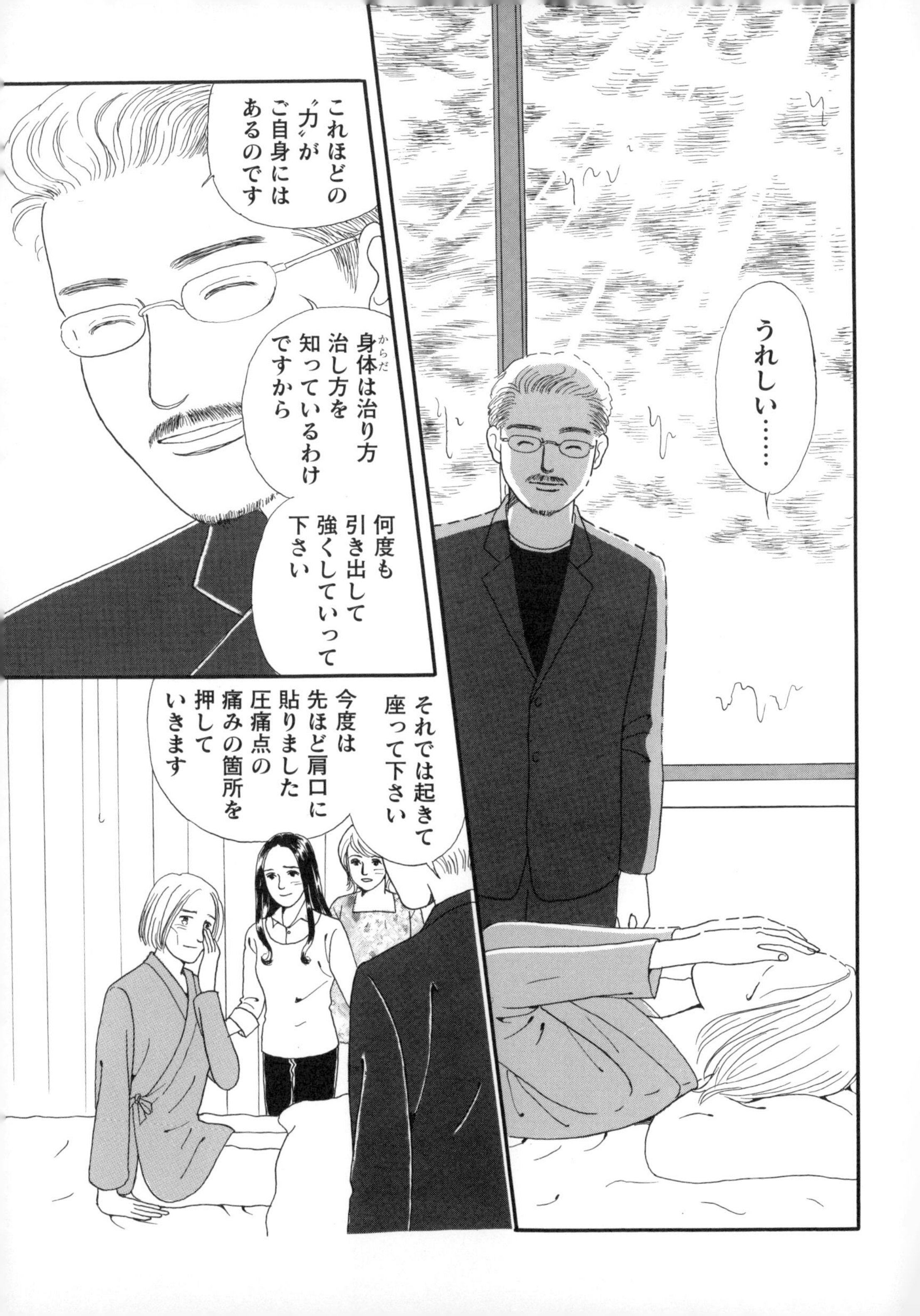

うれしい……
これほどの〝力〟がご自身にはあるのです
身体《からだ》は治り方治し方を知っているわけですから
何度も引き出して強くしていって下さい
それでは起きて座って下さい
今度は先ほど肩口に貼りました圧痛点の痛みの箇所を押していきます

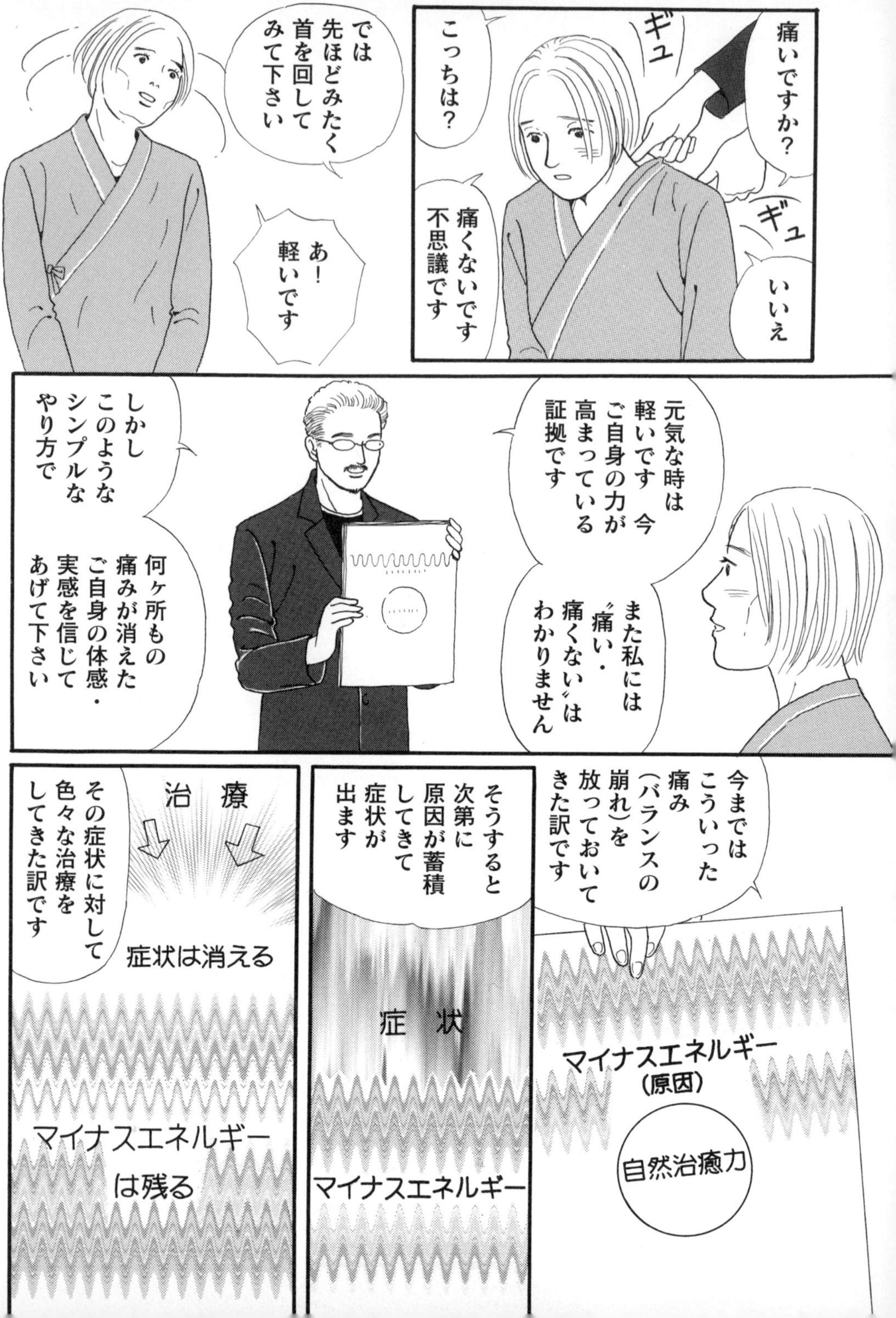
痛いですか？
ギュ
ギュ
いいえ
こっちは？
痛くないです
不思議です
では
先ほどみたく
首を回して
みて下さい
あ！
軽いです
元気な時は
軽いです 今
ご自身の力が
高まっている
証拠です
また私には
〝痛い・
痛くない〞は
わかりません
しかし
このような
シンプルな
やり方で
何ヶ所もの
痛みが消えた
ご自身の体感・
実感を信じて
あげて下さい
今までは
こういった
痛み
（バランスの
崩れ）を
放っておいて
きた訳です
マイナスエネルギー
（原因）
自然治癒力
そうすると
次第に
原因が蓄積
してきて
症状が
出ます
症 状
マイナスエネルギー
治 療
症状は消える
その症状に対して
色々な治療を
してきた訳です
マイナスエネルギー
は残る

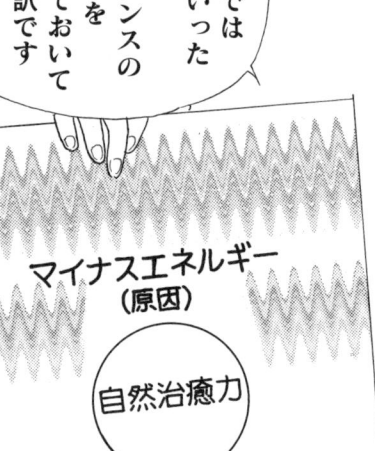

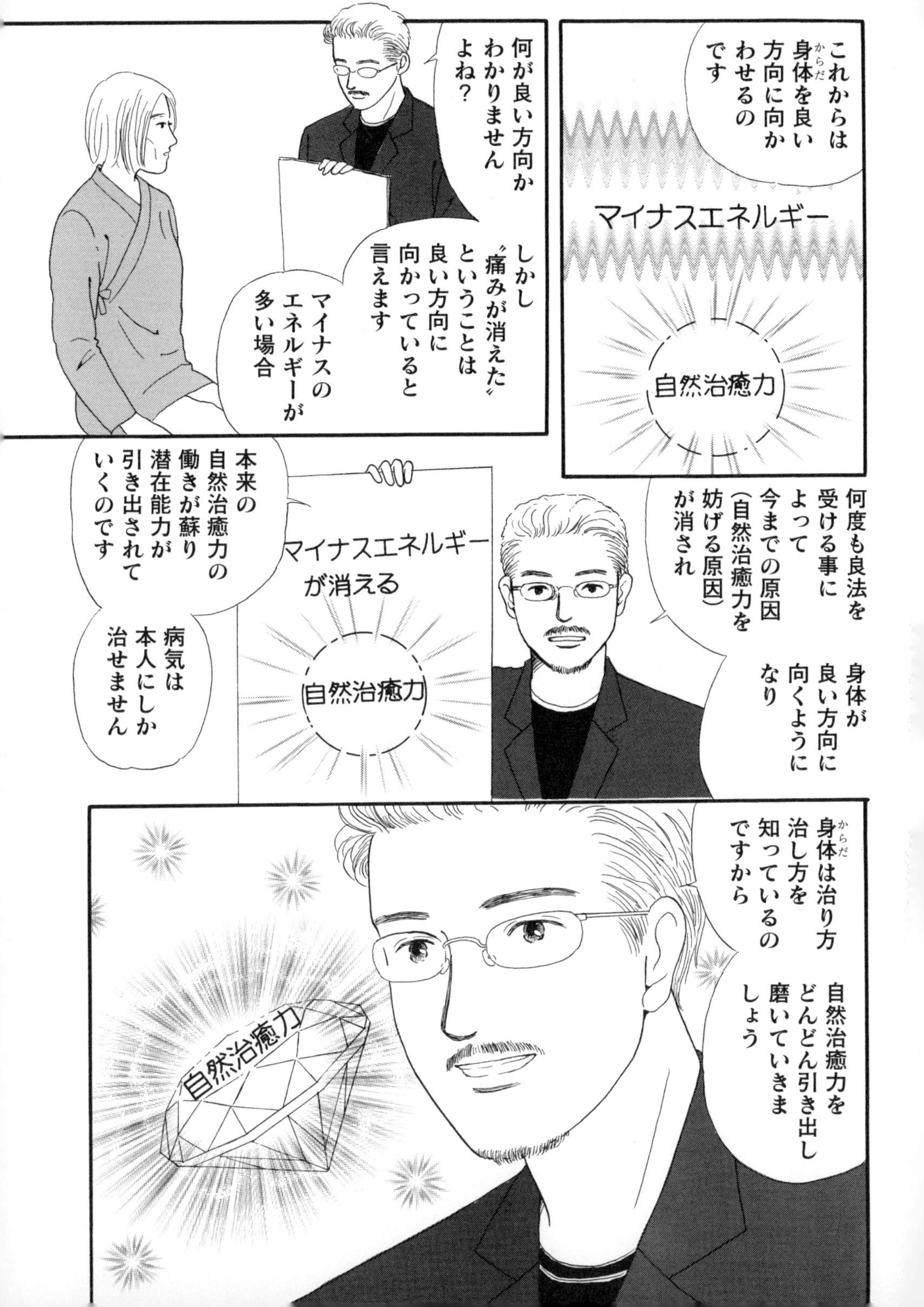
これからは身体《からだ》を良い方向に向かわせるのです
マイナスエネルギー
自然治癒力
何が良い方向かわかりませんよね？
しかし“痛みが消えた”ということは良い方向に向かっていると言えます
マイナスのエネルギーが多い場合
何度も良法を受ける事によって今までの原因(自然治癒力を妨げる原因)が消され
身体が良い方向に向くようになり
マイナスエネルギーが消える
自然治癒力
本来の自然治癒力の働きが蘇り潜在能力が引き出されていくのです
病気は本人にしか治せません
身体《からだ》は治り方治し方を知っているのですから
自然治癒力をどんどん引き出していきましょう
自然治癒力

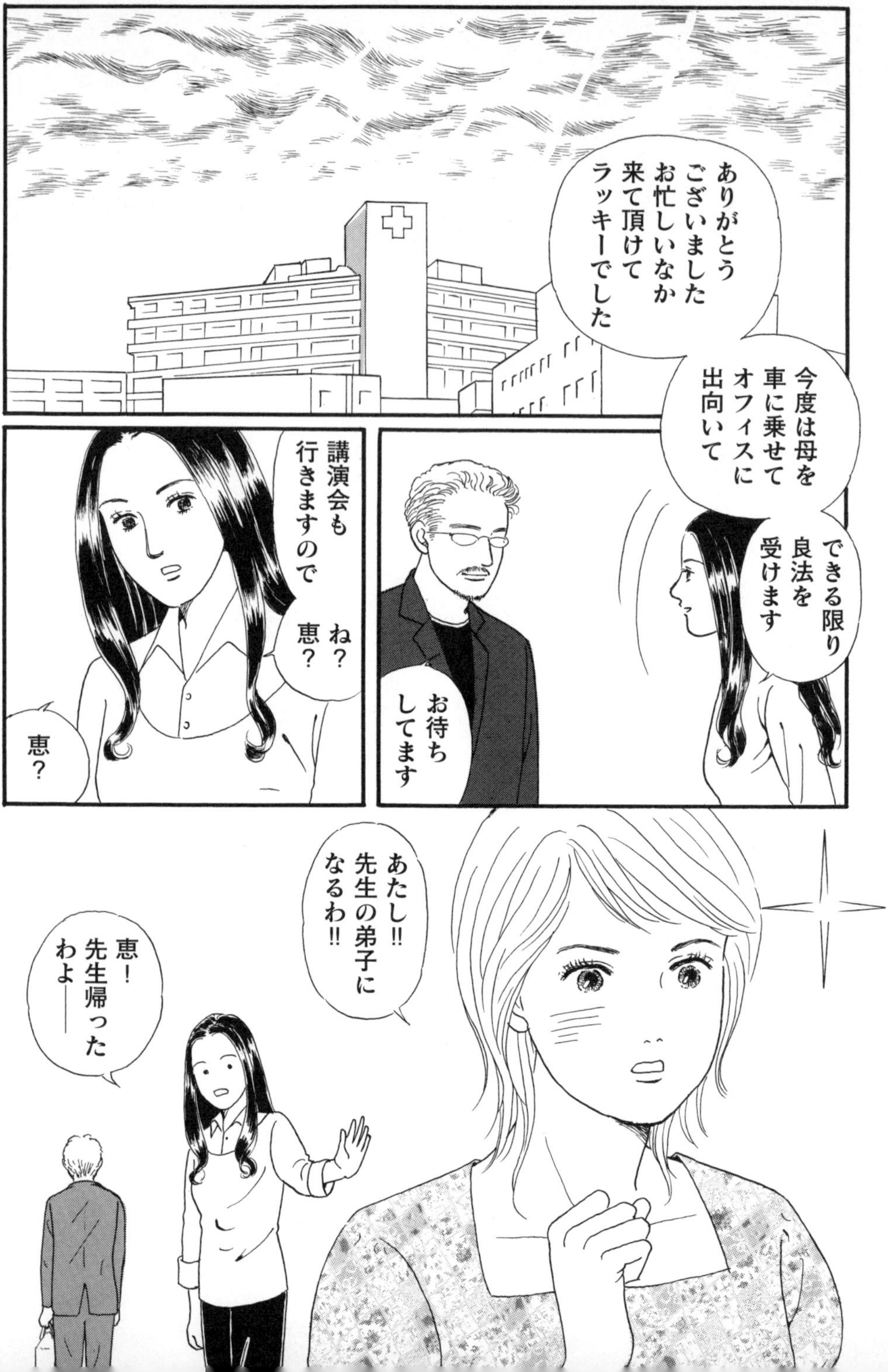

ありがとうございましたお忙しいなか来て頂けてラッキーでした
今度は母を車に乗せてオフィスに出向いて
できる限り良法を受けます
お待ちしてます
講演会も行きますので
ね？恵？
恵？
あたし!!先生の弟子になるわ!!
恵！先生帰ったわよ――

第2章
苦しむ人を救うために

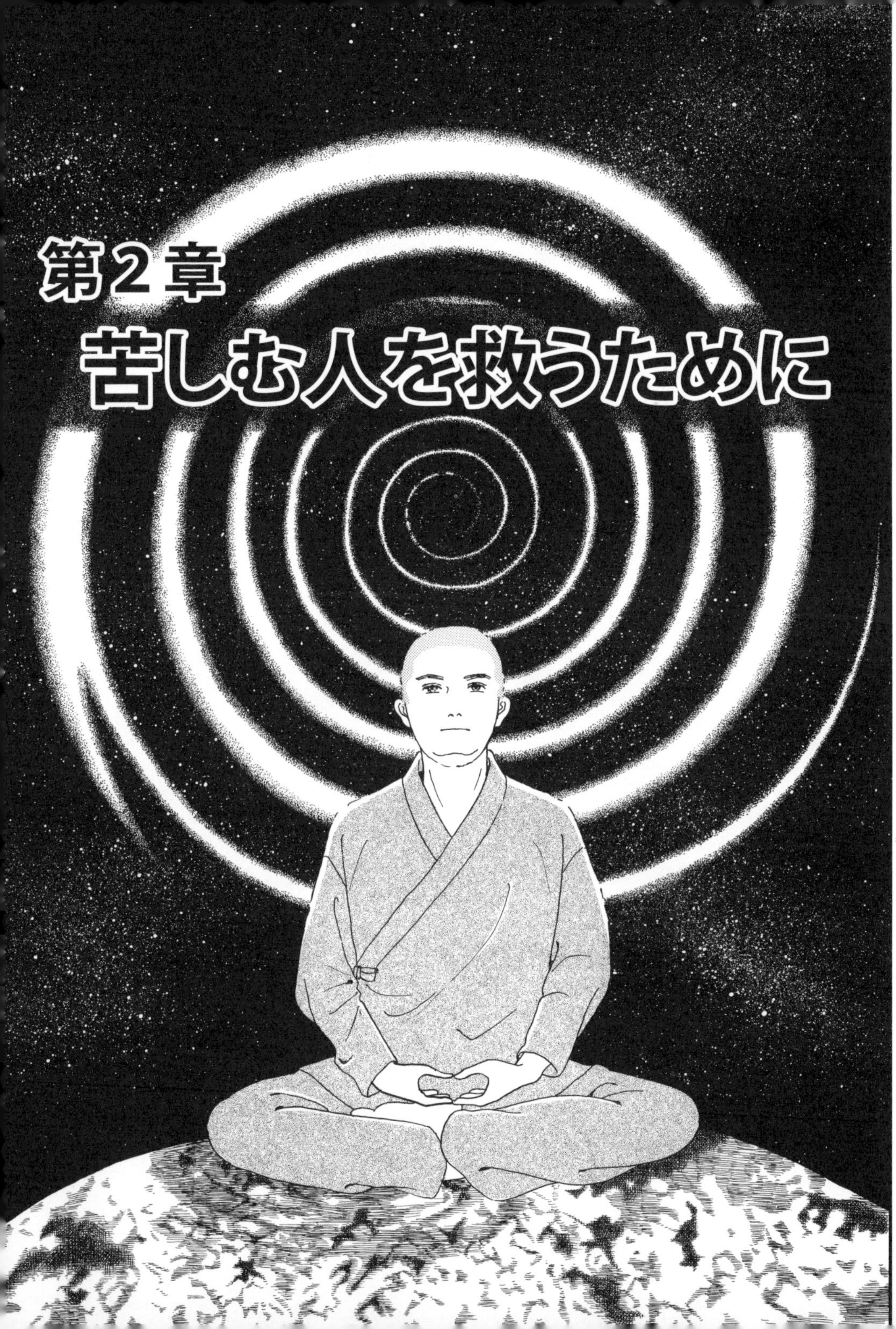

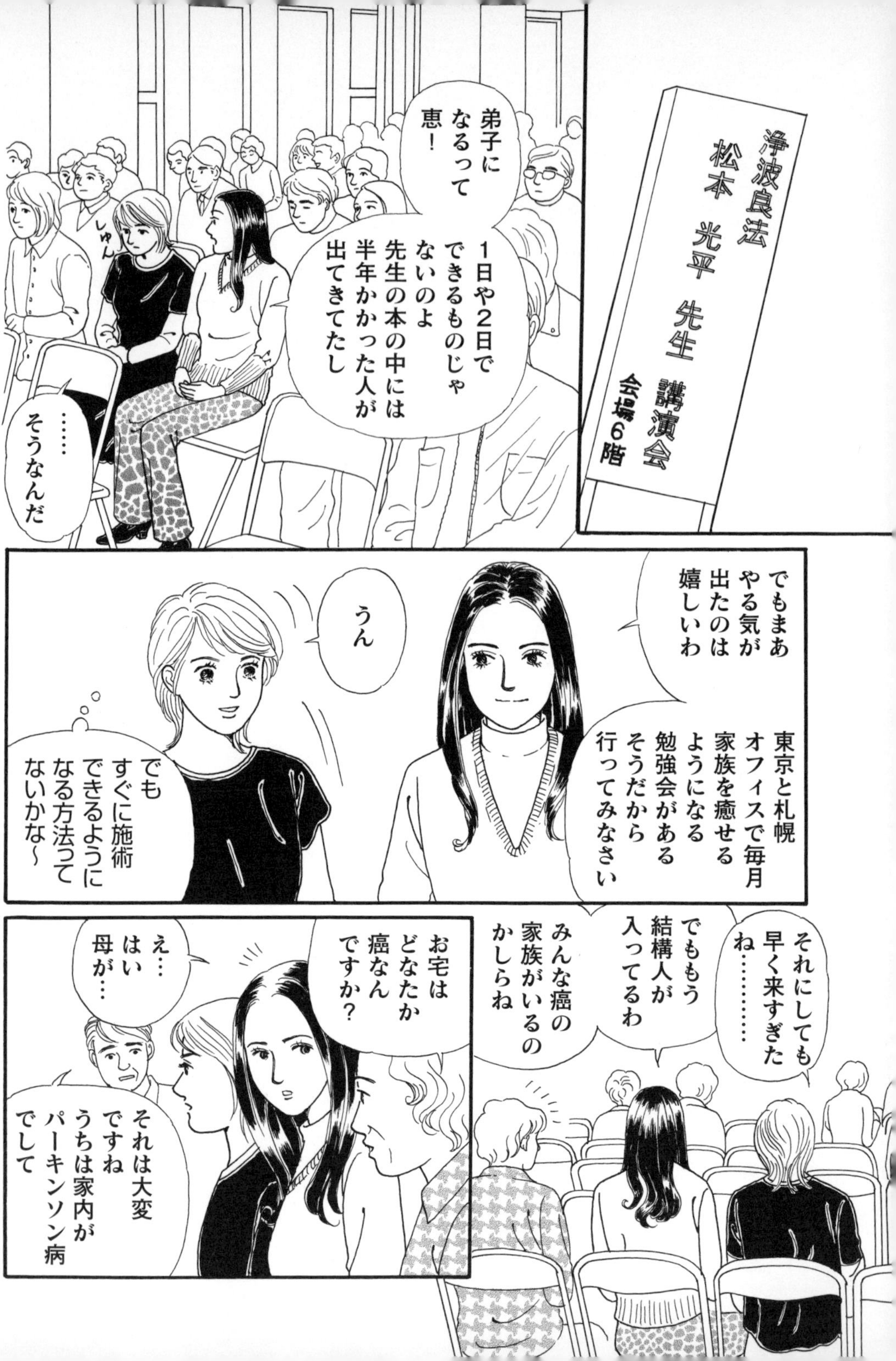
浄波良法
松本 光平 先生 講演会
会場6階
弟子になるって恵！
1日や2日でできるものじゃないのよ先生の本の中には半年かかった人が出てきてたし
しゅん
……そうなんだ
でもまあやる気が出たのは嬉しいわ
うん
東京と札幌オフィスで毎月家族を癒せるようになる勉強会があるそうだから行ってみなさい
でもすぐに施術できるようになる方法ってないかな〜
それにしても早く来すぎたね………
でももう結構人が入ってるわ
みんな癌の家族がいるのかしらね
お宅はどなたか癌なんですか？
え…はい母が…
それは大変ですねうちは家内がパーキンソン病でして

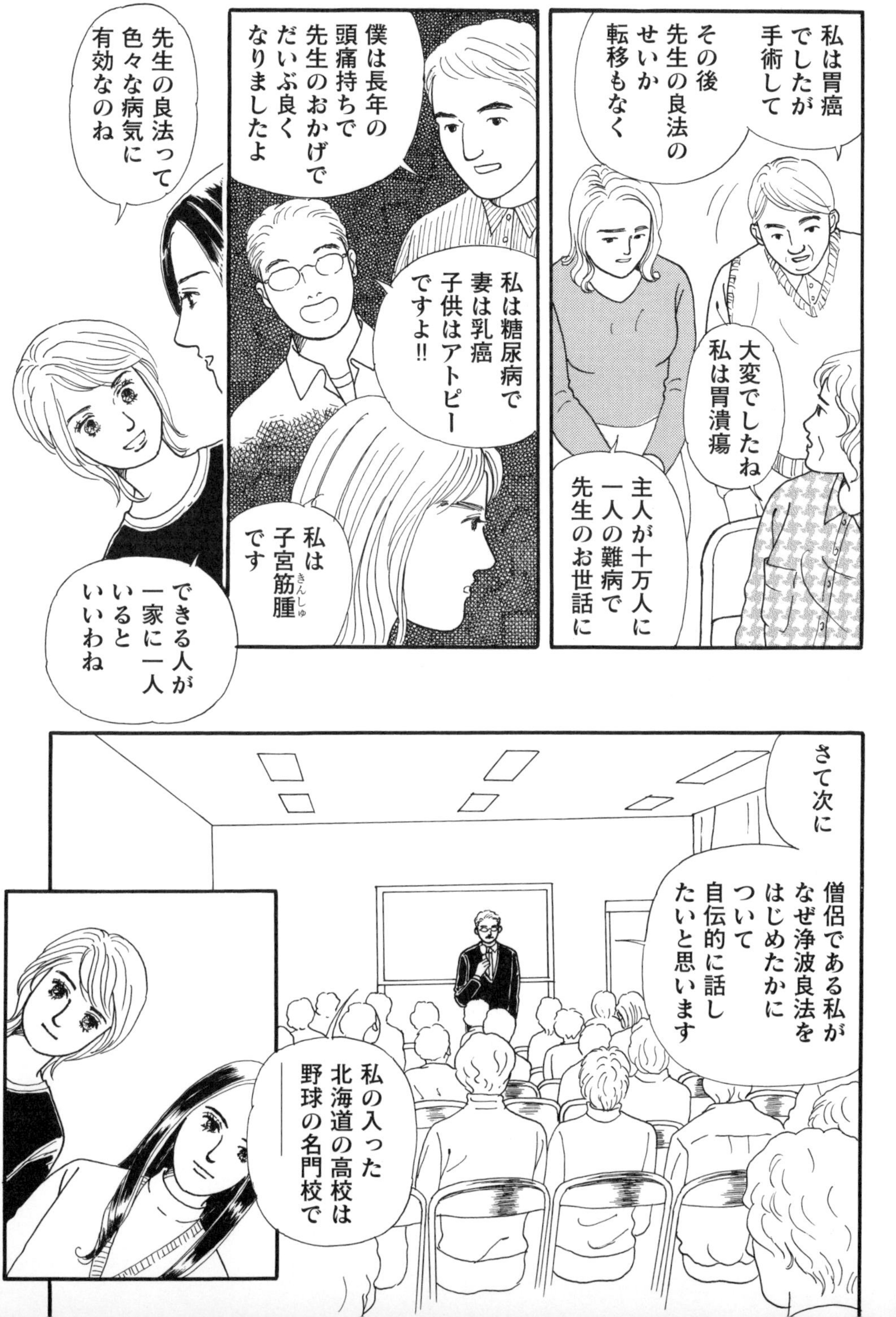

私は胃癌でしたが手術して
その後先生の良法のせいか転移もなく
大変でしたね私は胃潰瘍
主人が十万人に一人の難病で先生のお世話に
僕は長年の頭痛持ちで先生のおかげでだいぶ良くなりましたよ
私は糖尿病で妻は乳癌子供はアトピーですよ!!
私は子宮筋腫《きんしゅ》です
先生の良法って色々な病気に有効なのね
できる人が一家に一人いるといいわね
さて次に
僧侶である私がなぜ浄波良法をはじめたかについて自伝的に話したいと思います
私の入った北海道の高校は野球の名門校で

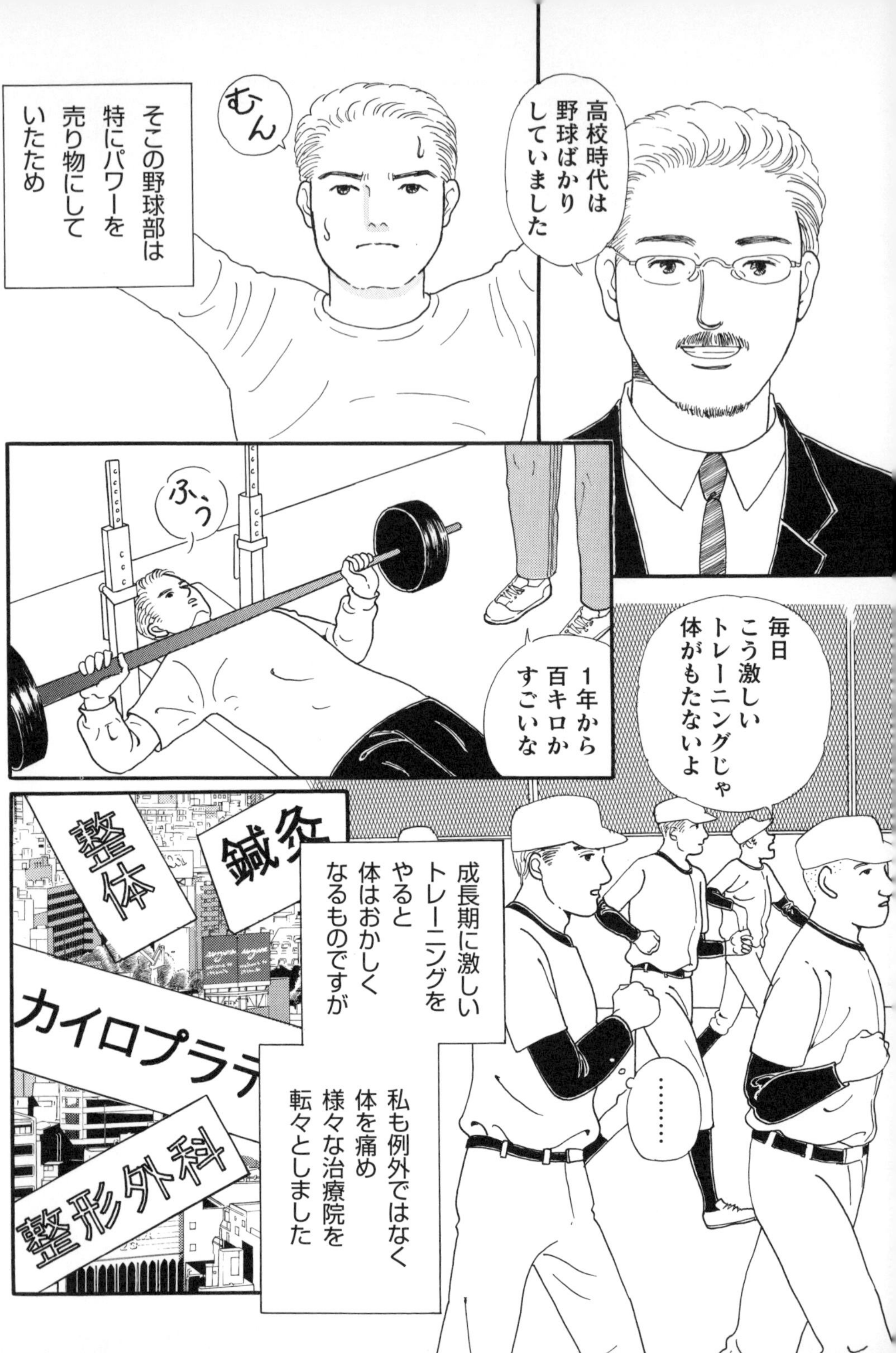
高校時代は野球ばかりしていました
むん
そこの野球部は特にパワーを売り物にしていたため
ふぅ
1年から百キロかすごいな
毎日こう激しいトレーニングじゃ体がもたないよ
成長期に激しいトレーニングをやると体はおかしくなるものですが
………
整体
鍼灸
カイロプラテ
整形外科
私も例外ではなく体を痛め様々な治療院を転々としました

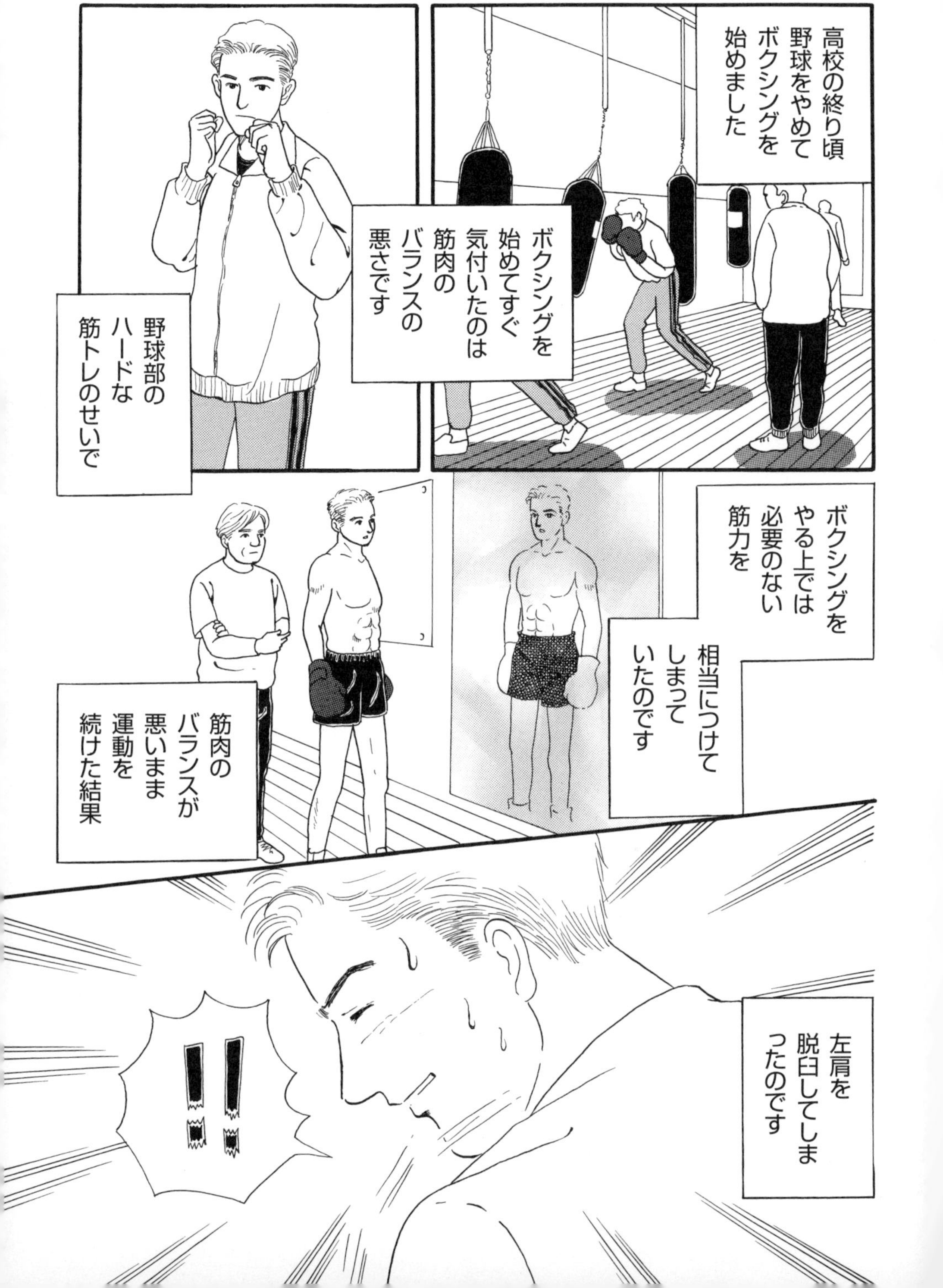
高校の終り頃野球をやめてボクシングを始めました
ボクシングを始めてすぐ気付いたのは筋肉のバランスの悪さです
野球部のハードな筋トレのせいで
ボクシングをやる上では必要のない筋力を
相当につけてしまっていたのです
筋肉のバランスが悪いまま運動を続けた結果
左肩を脱臼してしまったのです
!!

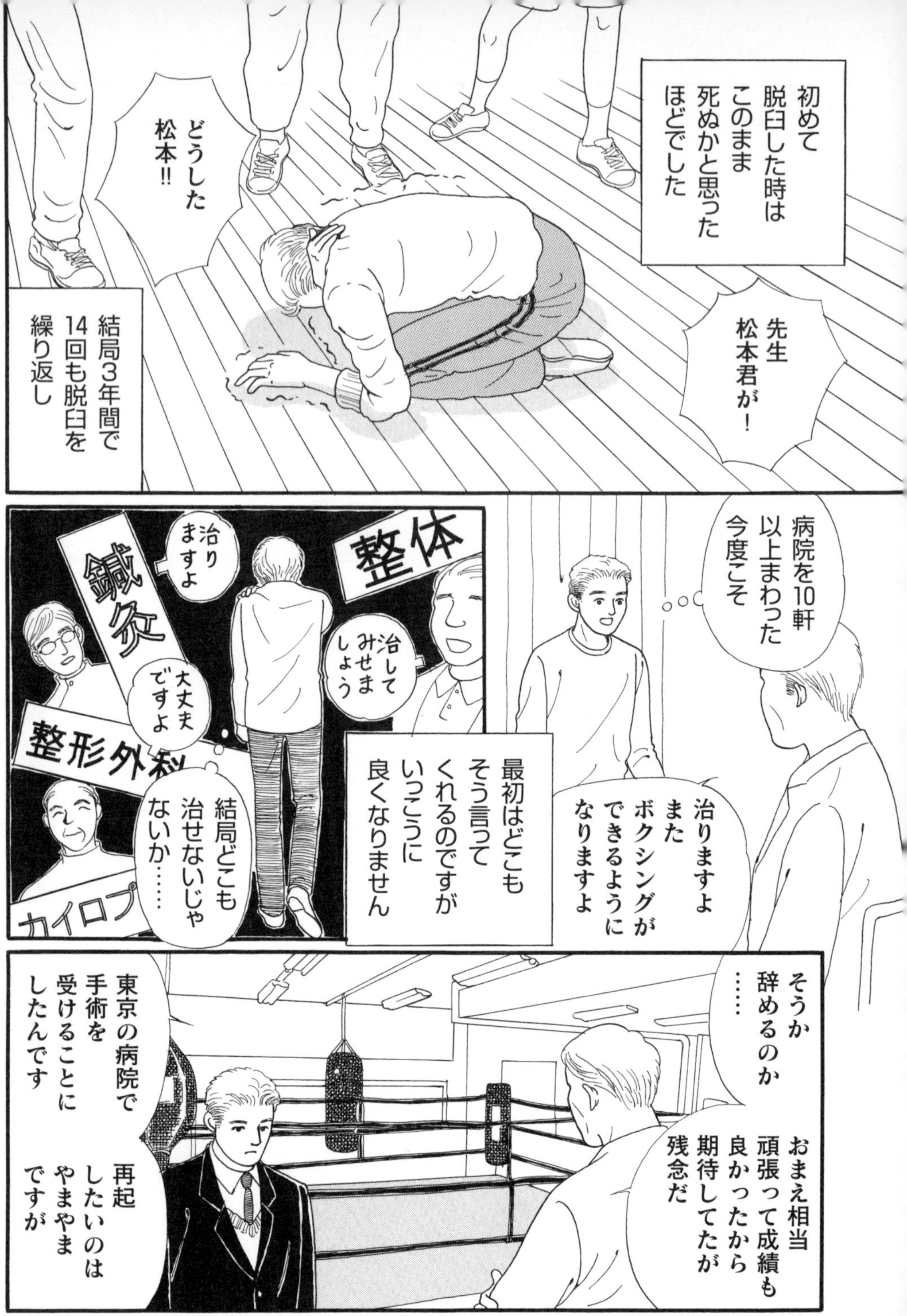
初めて
脱臼した時は
このまま
死ぬかと思った
ほどでした
どうした
松本!!
先生
松本君が!
結局3年間で
14回も脱臼を
繰り返し
病院を10軒
以上まわった
今度こそ
治りますよ
また
ボクシングが
できるように
なりますよ
最初はどこも
そう言って
くれるのですが
いっこうに
良くなりません
整体
治り
ますよ
鍼灸
治して
みせま
しょう
大丈夫
ですよ
整形外科
カイロプ
結局どこも
治せないじゃ
ないか……
そうか
辞めるのか
……
おまえ相当
頑張って成績も
良かったから
期待してたが
残念だ
東京の病院で
手術を
受けることに
したんです
再起
したいのは
やまやま
ですが

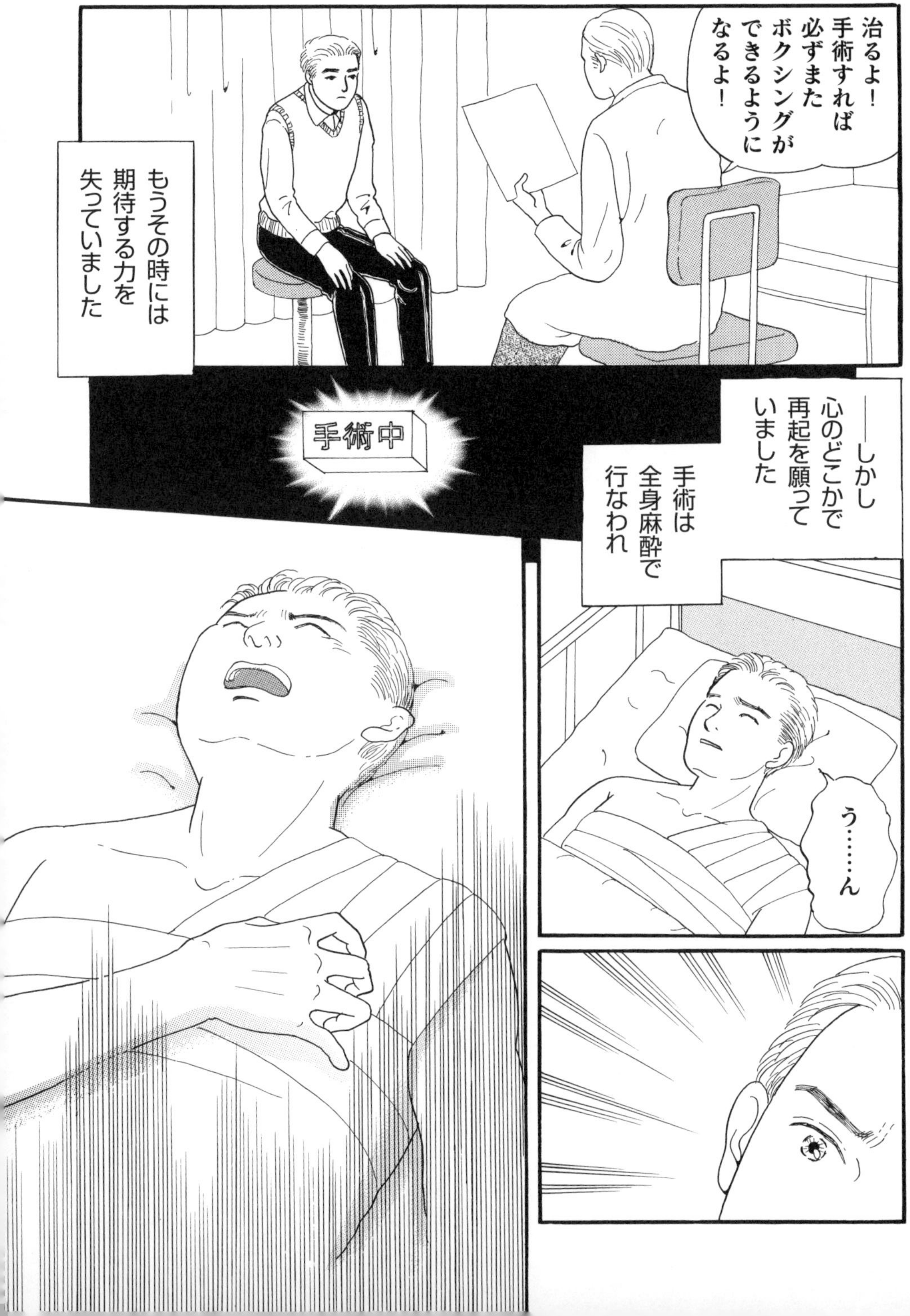
治るよ！手術すれば必ずまたボクシングができるようになるよ！
もうその時には期待する力を失っていました
――しかし心のどこかで再起を願っていました
手術中
手術は全身麻酔で行なわれ
う……ん

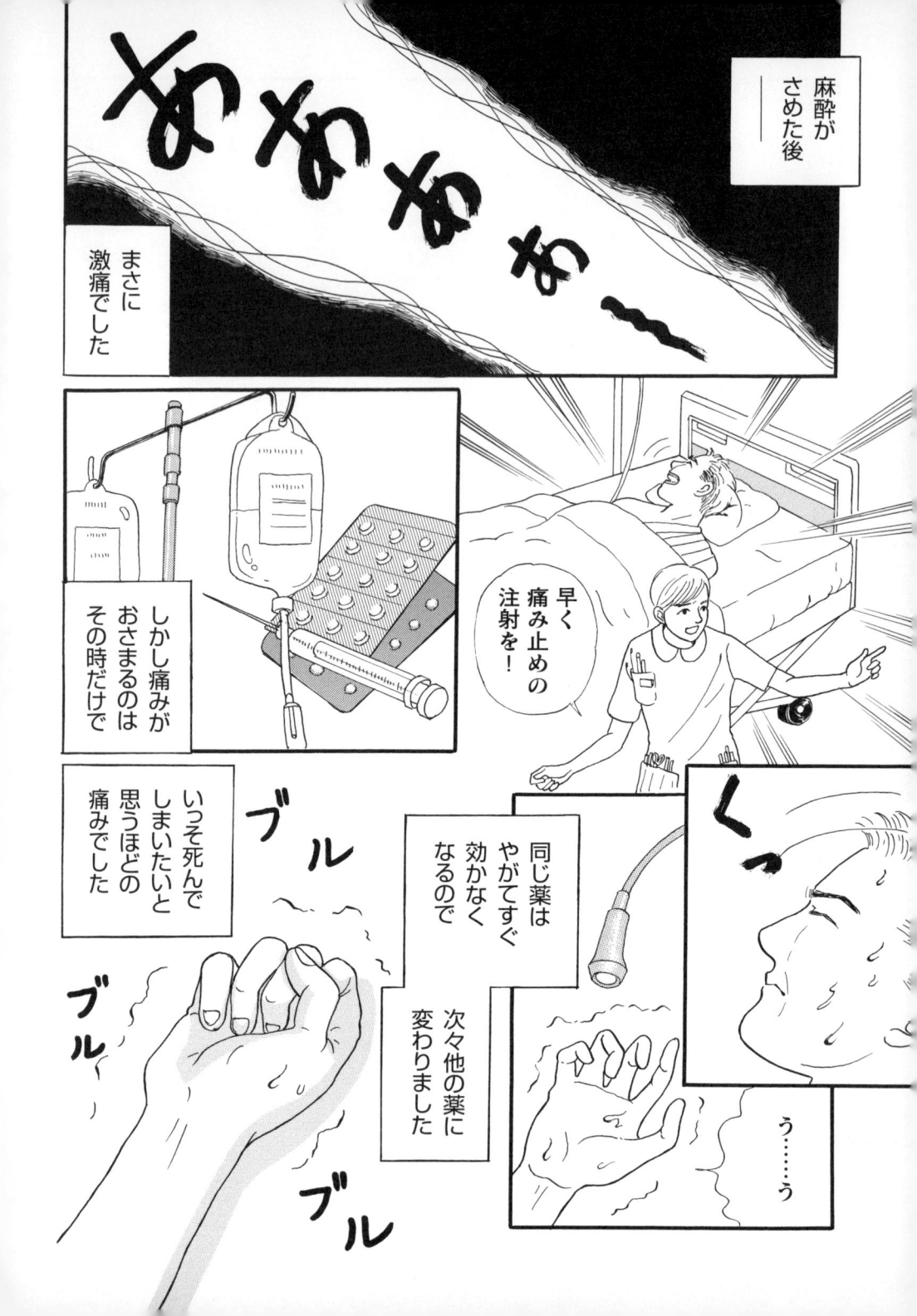

麻酔がさめた後
ぬぉぉぉぉ〜
まさに激痛でした
早く痛み止めの注射を！
しかし痛みがおさまるのはその時だけで
くっ
う……う
同じ薬はやがてすぐ効かなくなるので
次々他の薬に変わりました
いっそ死んでしまいたいと思うほどの痛みでした
ブル
ブル
ブル

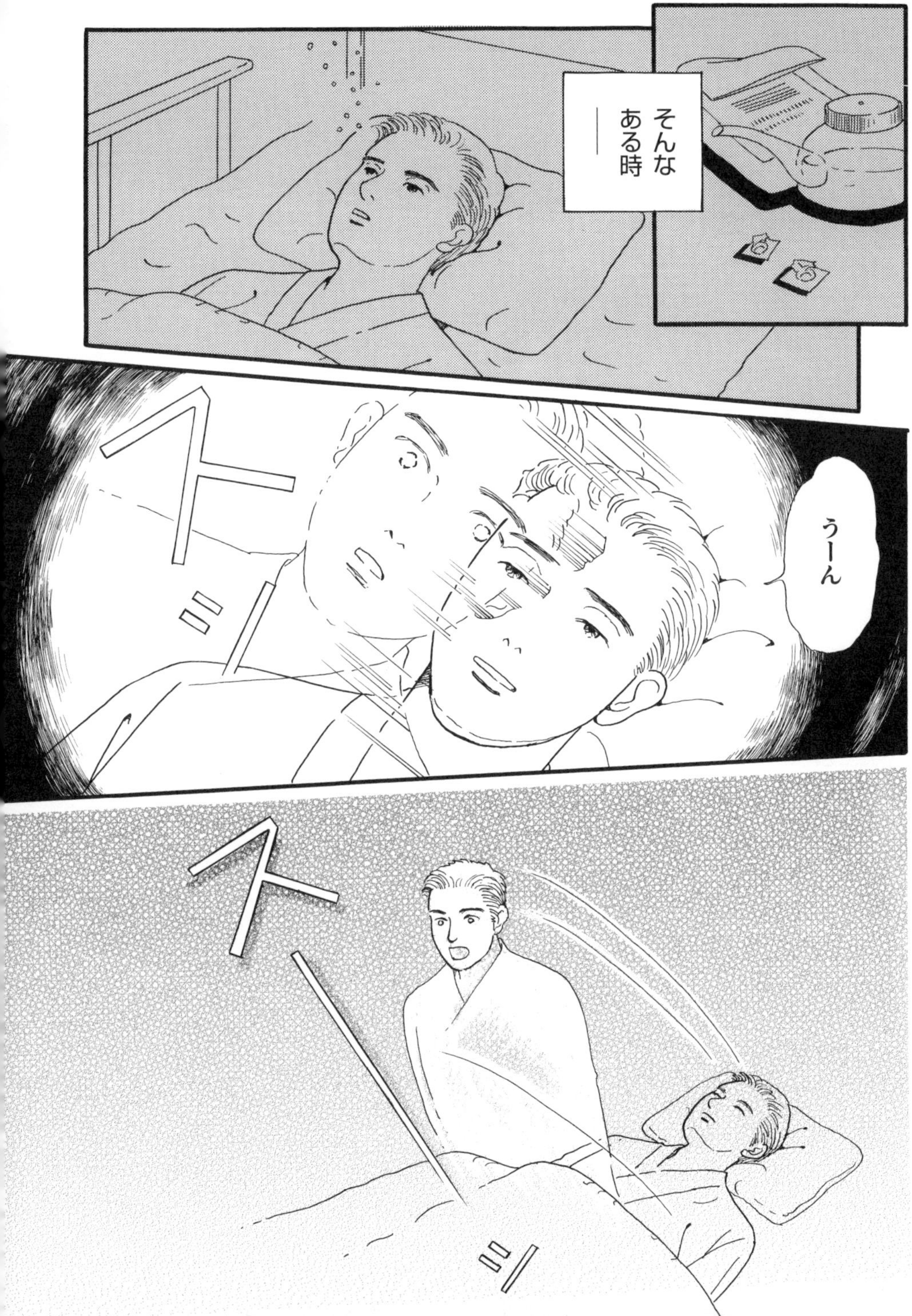
そんなある時――
うーん

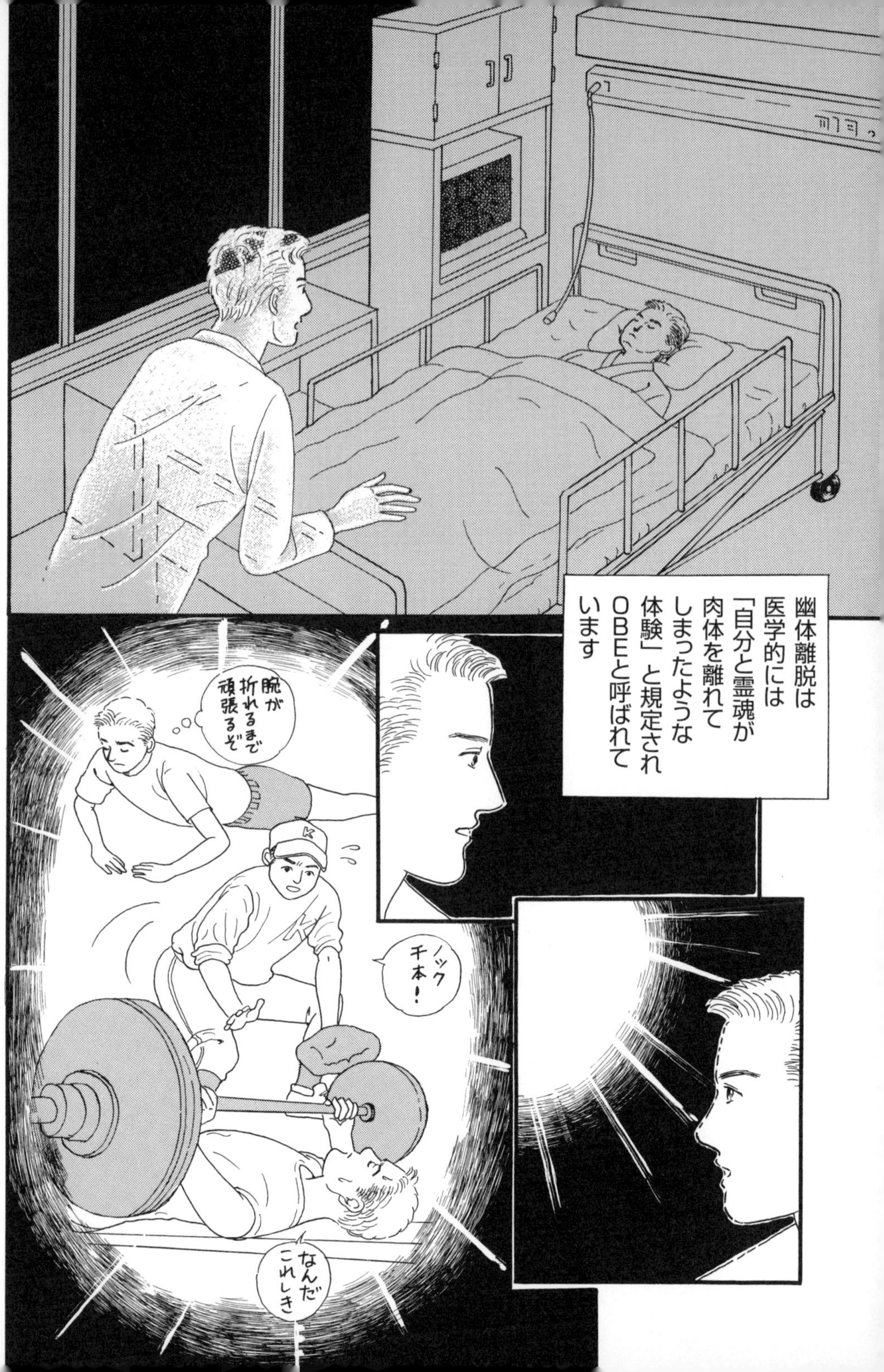
幽体離脱は医学的には「自分と霊魂が肉体を離れてしまったような体験」と規定されOBEと呼ばれています
腕が折れるまで頑張るぞ
ノック千本!
なんだこれしき

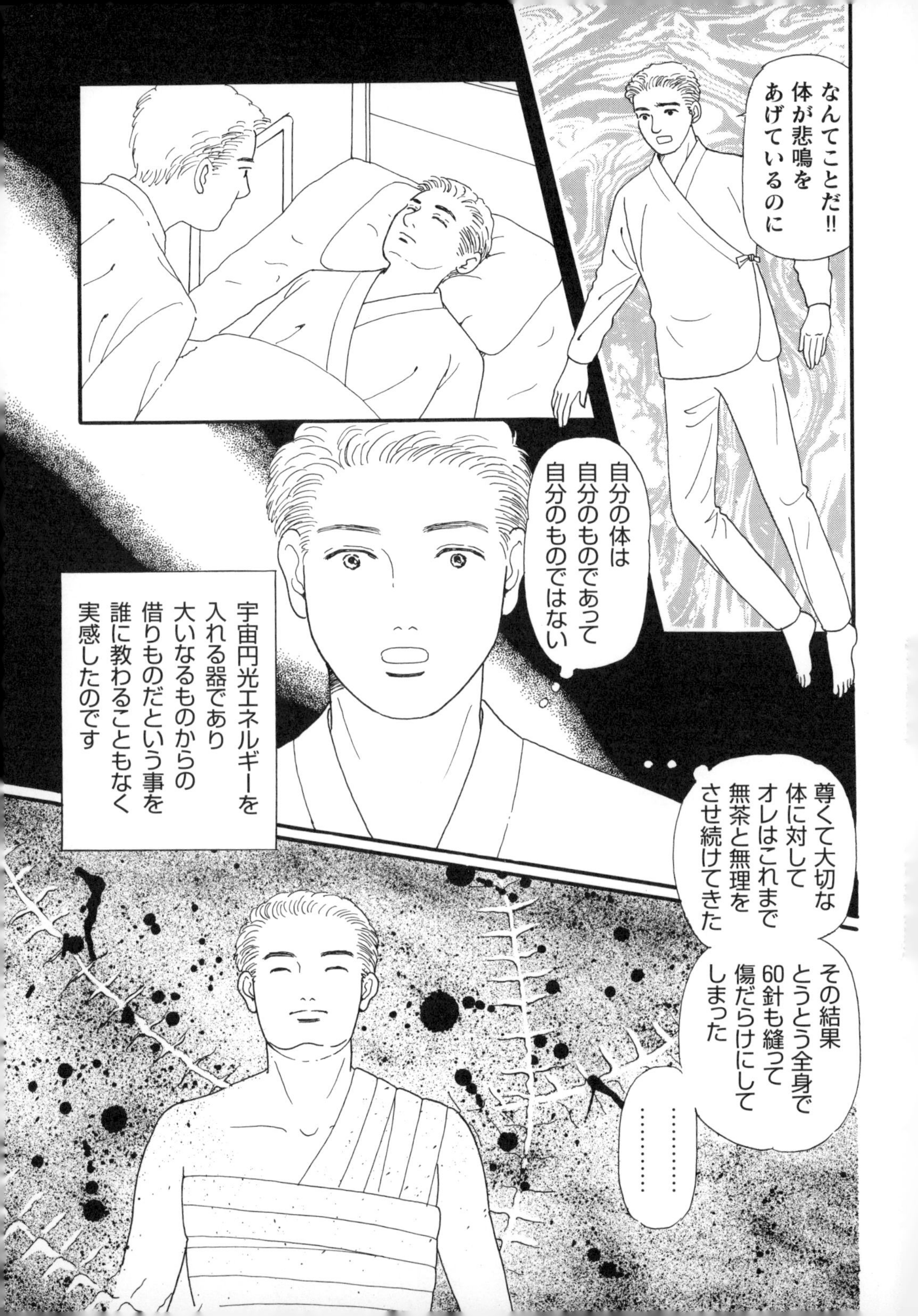
なんてことだ!!
体が悲鳴を
あげているのに
自分の体は
自分のものであって
自分のものではない
宇宙円光エネルギーを
入れる器であり
大いなるものからの
借りものだという事を
誰に教わることもなく
実感したのです
尊くて大切な
体に対して
オレはこれまで
無茶と無理を
させ続けてきた
その結果
とうとう全身で
60針も縫って
傷だらけにして
しまった
…………

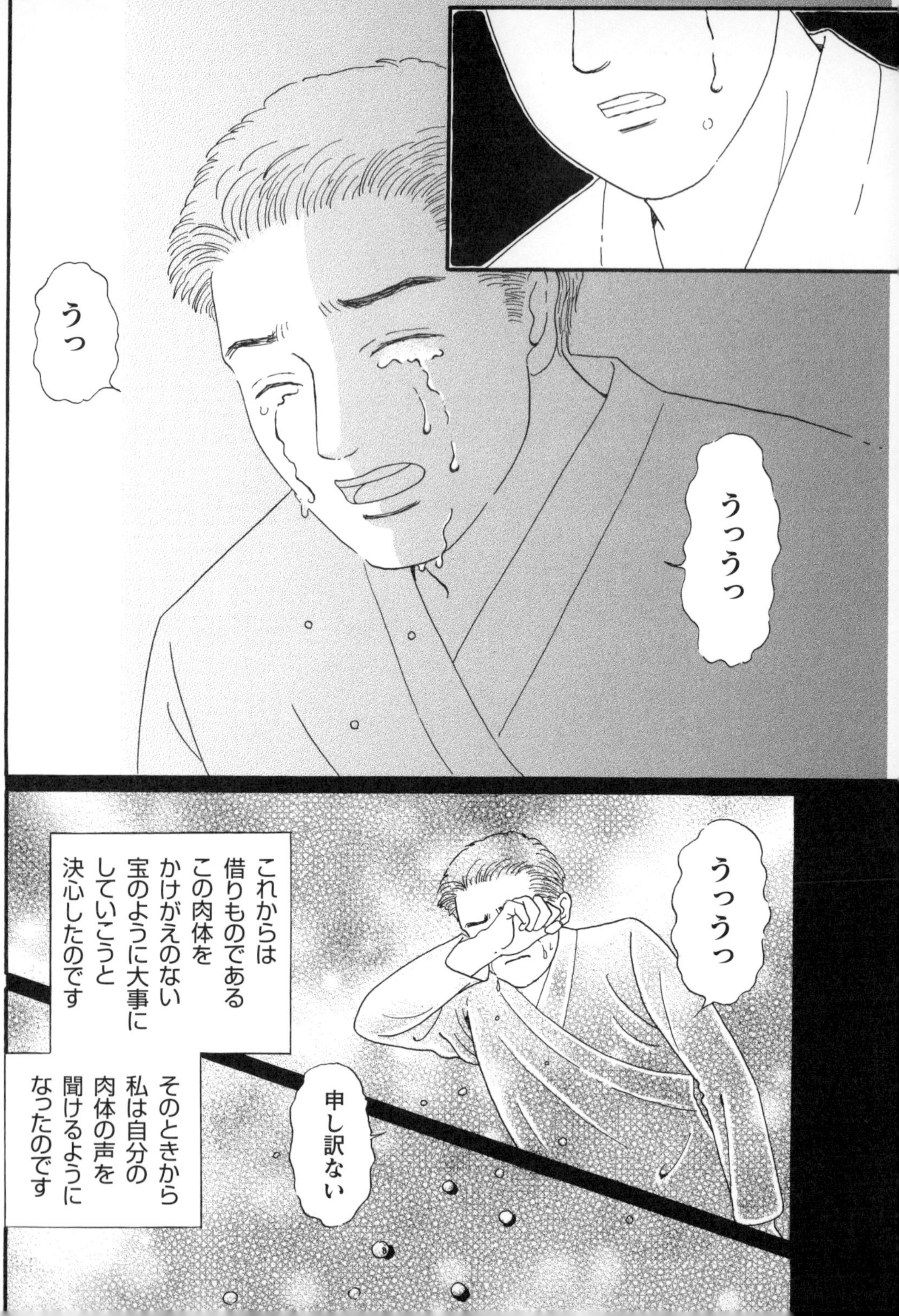
うっ
うっうっ
うっうっ
これからは
借りものである
この肉体を
かけがえのない
宝のように大事に
していこうと
決心したのです
申し訳ない
そのときから
私は自分の
肉体の声を
聞けるように
なったのです

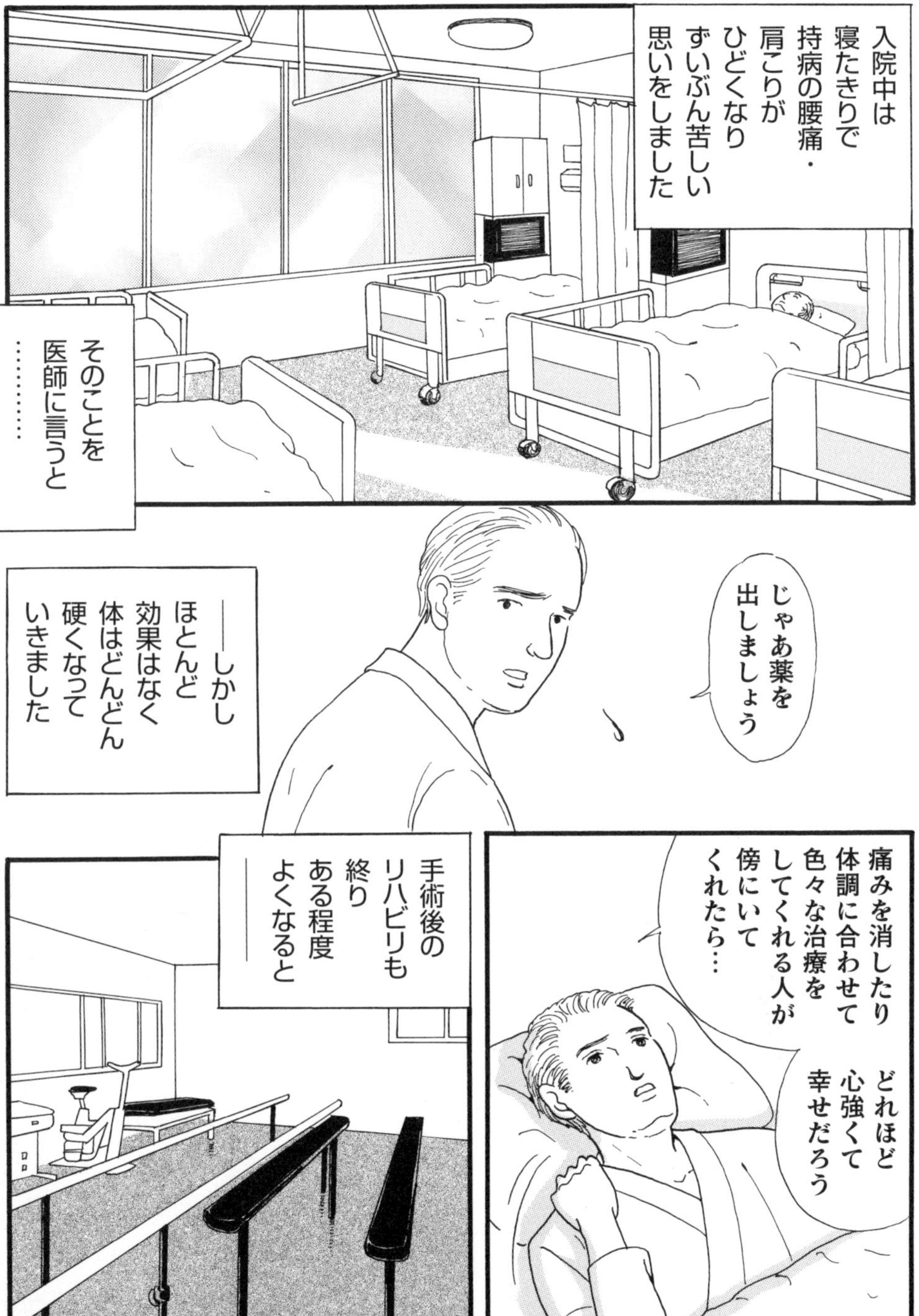
入院中は寝たきりで持病の腰痛・肩こりがひどくなりずいぶん苦しい思いをしました
そのことを医師に言うと…………
じゃあ薬を出しましょう
——しかしほとんど効果はなく体はどんどん硬くなっていきました
痛みを消したり体調に合わせて色々な治療をしてくれる人が傍にいてくれたら…
どれほど心強くて幸せだろう
手術後のリハビリも終りある程度よくなると——

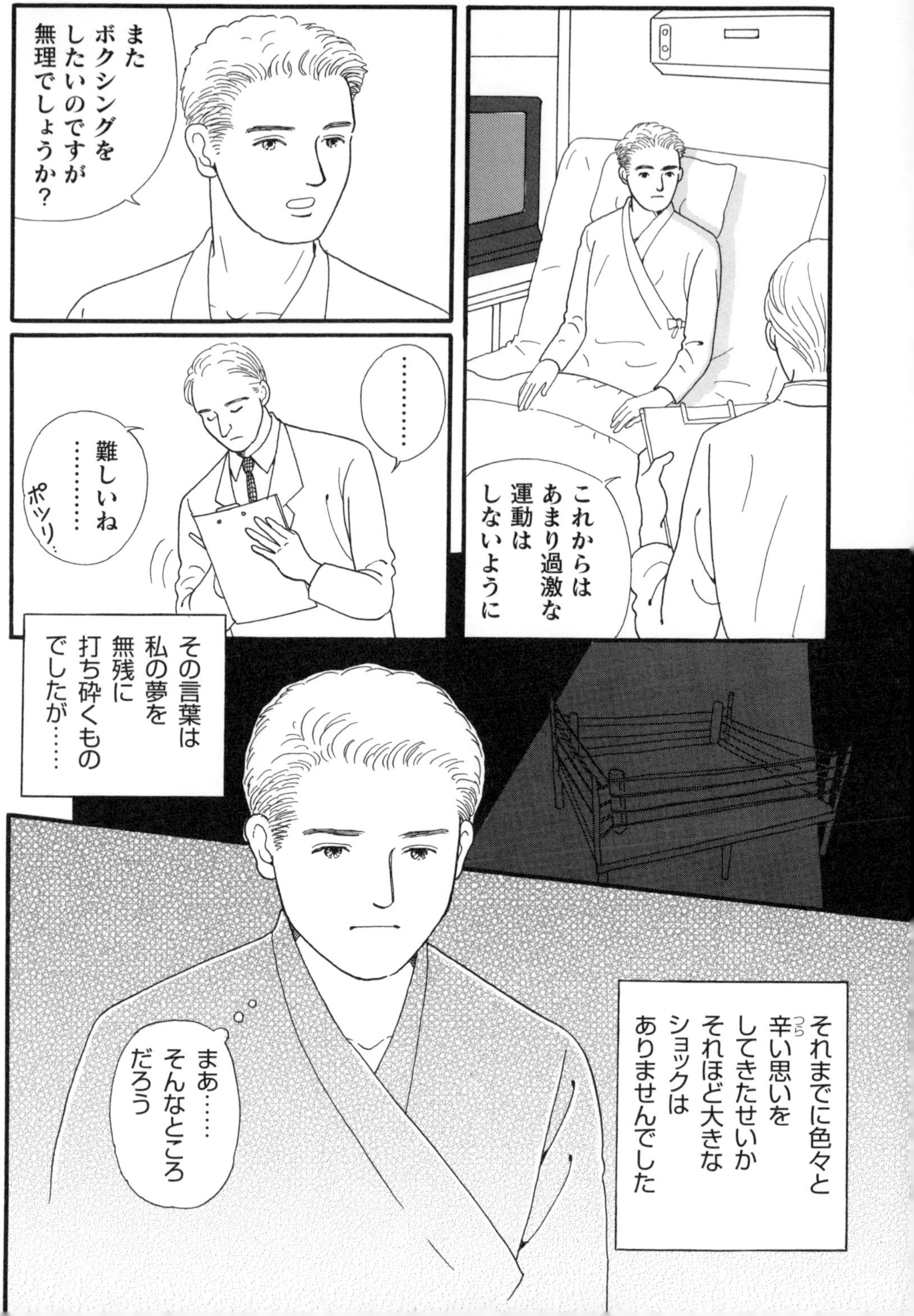
これからはあまり過激な運動はしないように
またボクシングをしたいのですが無理でしょうか？
…………
難しいね…………
ポツリ…
その言葉は私の夢を無残に打ち砕くものでしたが……
それまでに色々と辛《つら》い思いをしてきたせいかそれほど大きなショックはありませんでした
まあ……そんなところだろう

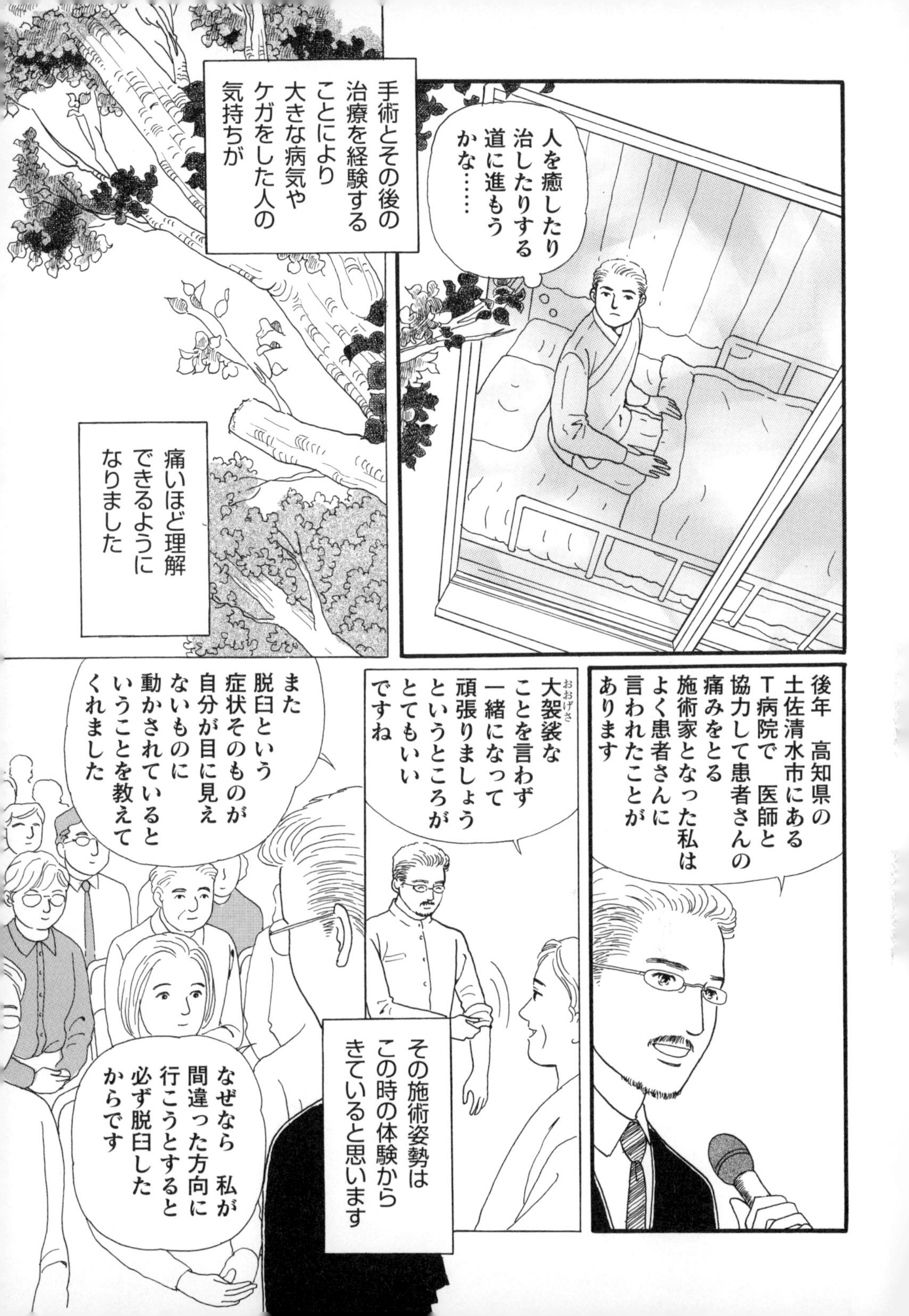
人を癒したり治したりする道に進もうかな……
手術とその後の治療を経験することにより大きな病気やケガをした人の気持ちが
痛いほど理解できるようになりました
後年　高知県の土佐清水市にあるT病院で　医師と協力して患者さんの痛みをとる施術家となった私はよく患者さんに言われたことがあります
大袈裟《おおげさ》なことを言わず一緒になって頑張りましょうというところがとてもいいですね
その施術姿勢はこの時の体験からきていると思います
また脱臼という症状そのものが自分が目に見えないものに動かされていることを教えてくれました
なぜなら　私が間違った方向に行こうとすると必ず脱臼したからです

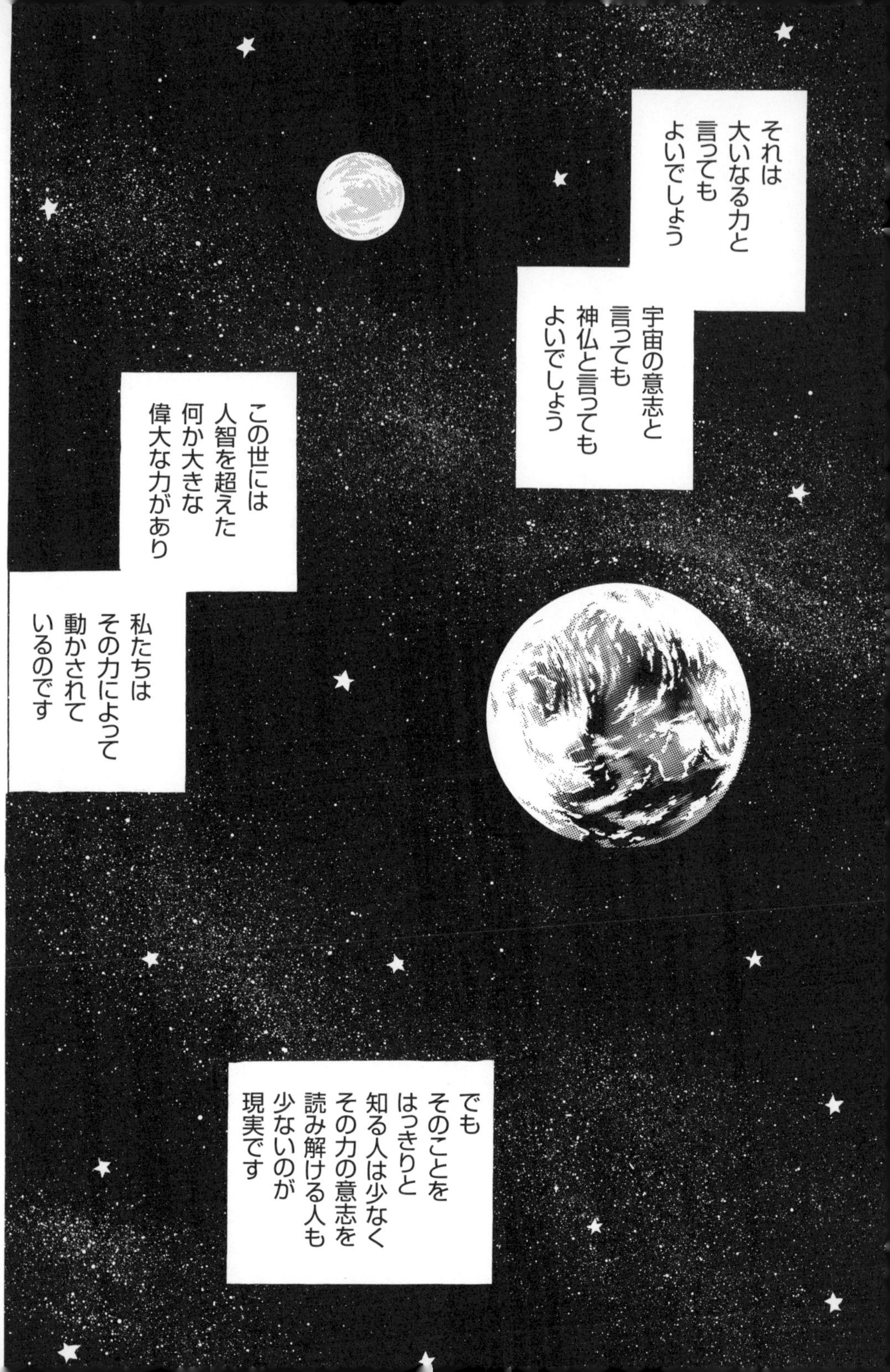
それは大いなる力と言ってもよいでしょう
宇宙の意志と言っても神仏と言ってもよいでしょう
この世には人智を超えた何か大きな偉大な力があり
私たちはその力によって動かされているのです
でもそのことをはっきりと知る人は少なくその力の意志を読み解ける人も少ないのが現実です

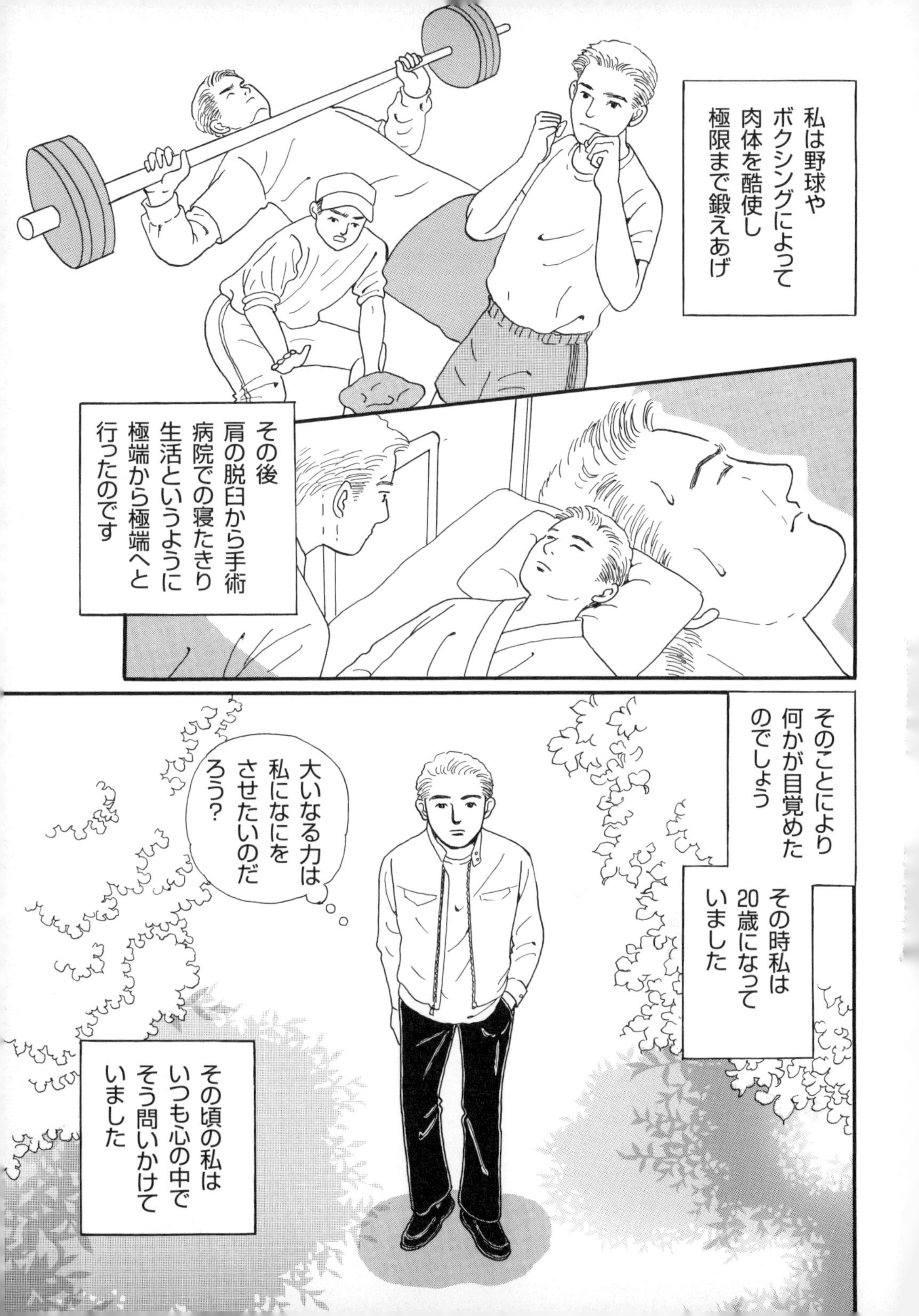
私は野球や
ボクシングによって
肉体を酷使し
極限まで鍛えあげ
その後
肩の脱臼から手術
病院での寝たきり
生活というように
極端から極端へと
行ったのです
そのことにより
何かが目覚めた
のでしょう
その時私は
20歳になって
いました
大いなる力は
私になにを
させたいのだ
ろう?
その頃の私は
いつも心の中で
そう問いかけて
いました

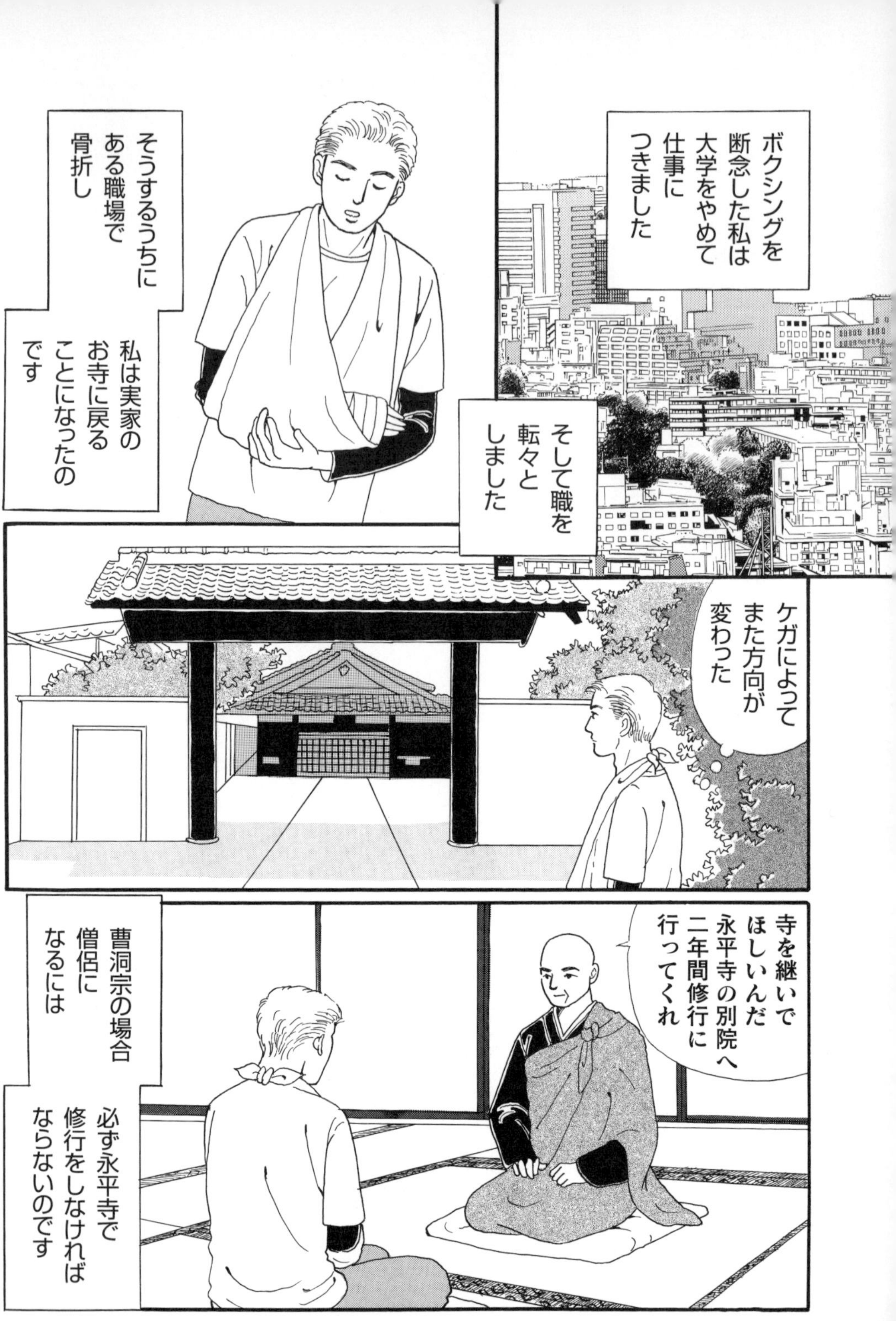
ボクシングを断念した私は大学をやめて仕事につきました
そして職を転々としました
そうするうちにある職場で骨折し
私は実家のお寺に戻ることになったのです
ケガによってまた方向が変わった
寺を継いでほしいんだ永平寺の別院へ二年間修行に行ってくれ
曹洞宗の場合僧侶になるには
必ず永平寺で修行をしなければならないのです

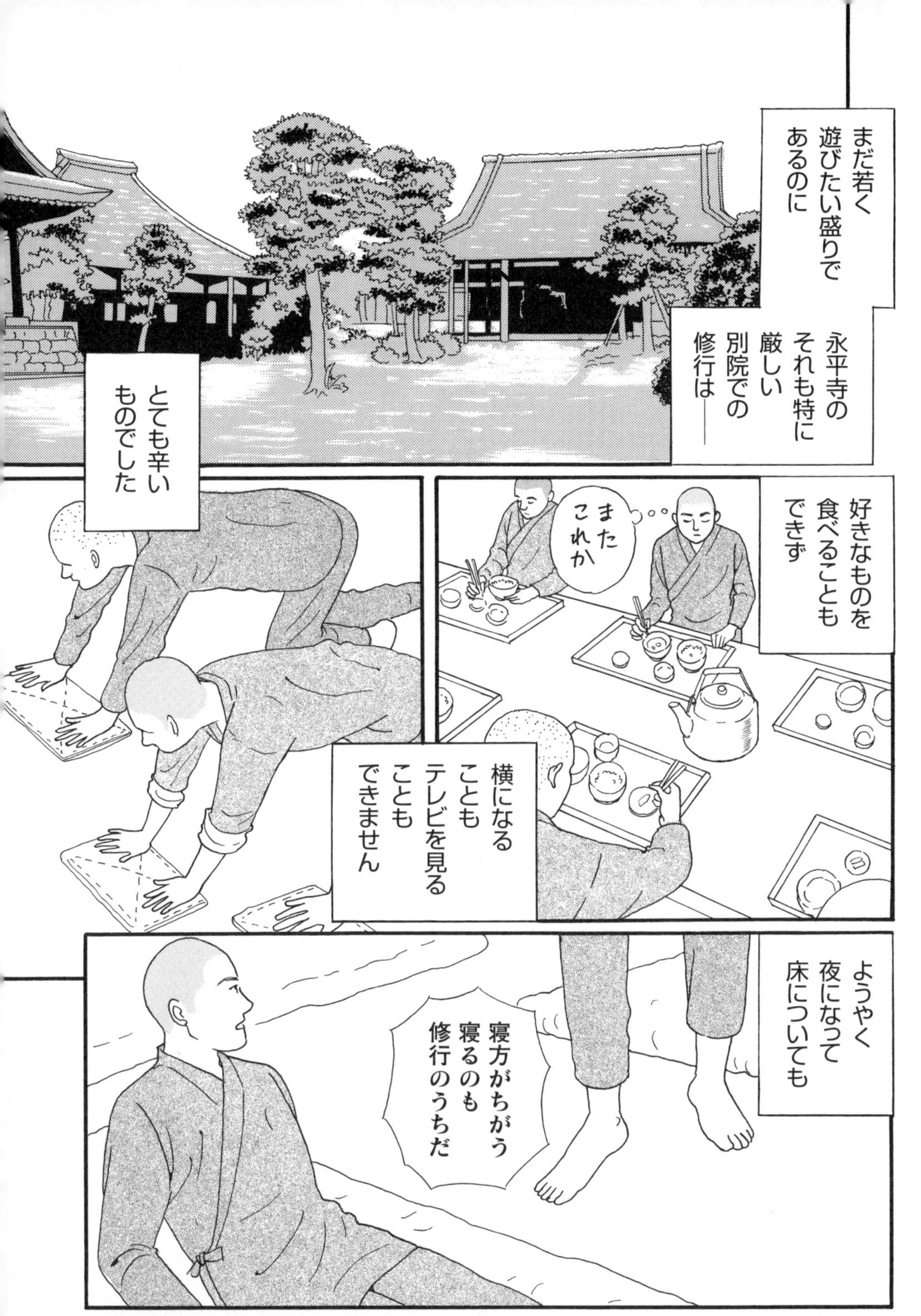
まだ若く遊びたい盛りであるのに
永平寺のそれも特に厳しい別院での修行は――
とても辛いものでした
好きなものを食べることもできず
またこれか
横になることもテレビを見ることもできません
ようやく夜になって床についても
寝方がちがう寝るのも修行のうちだ

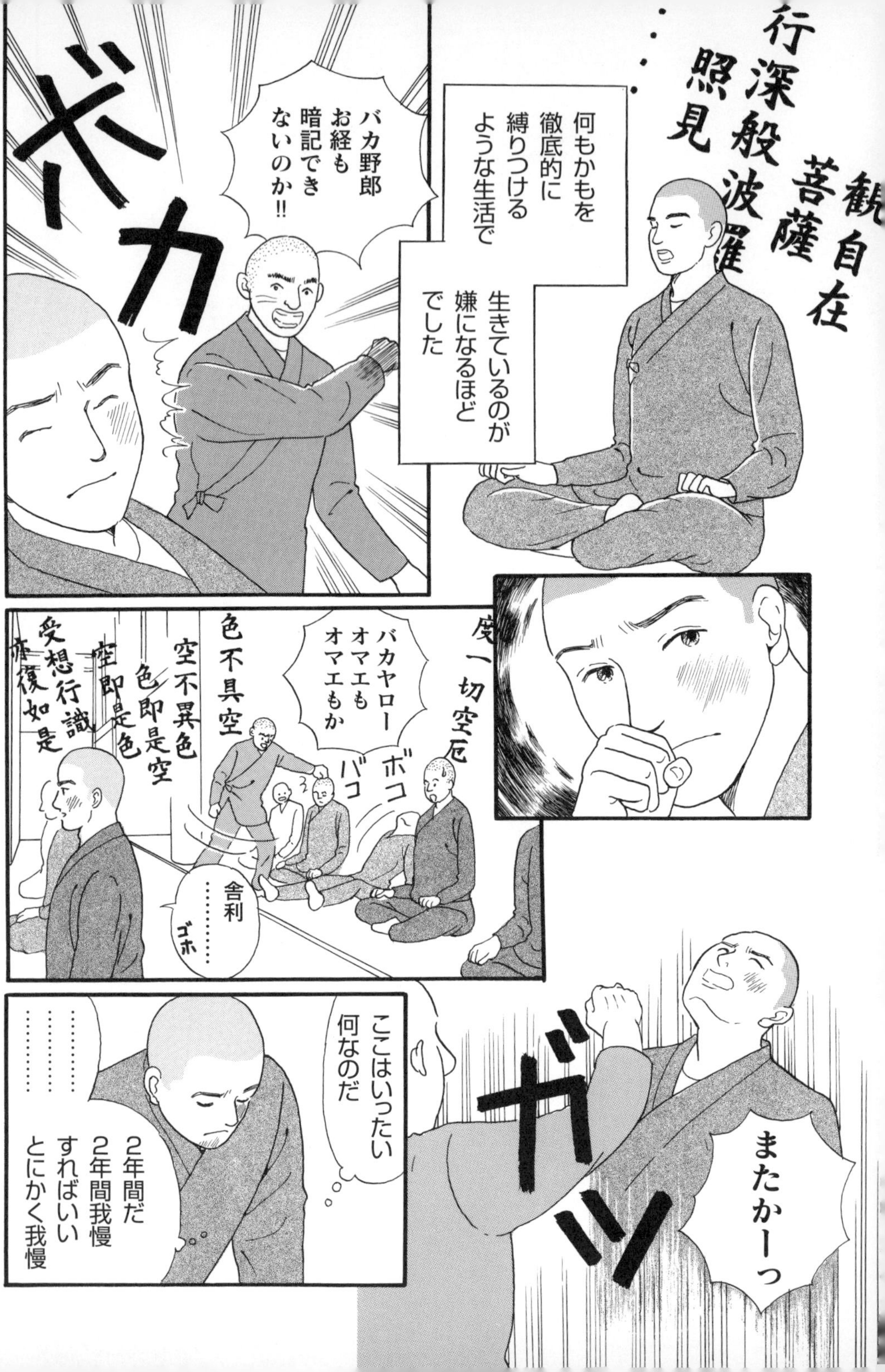
観自在菩薩行深般波羅照見
何もかもを徹底的に縛りつけるような生活で
生きているのが嫌になるほどでした
バカ野郎お経も暗記できないのか!!
バカ
度一切空厄
色不異空
空不異色
色即是空
空即是色
受想行識亦復如是
バカヤローオマエもオマエもか
ボコ
バコ
舎利……
ゴホ
またかーっ
ガツ
ここはいったい何なのだ
……
2年間だ
2年間我慢すればいい
とにかく我慢

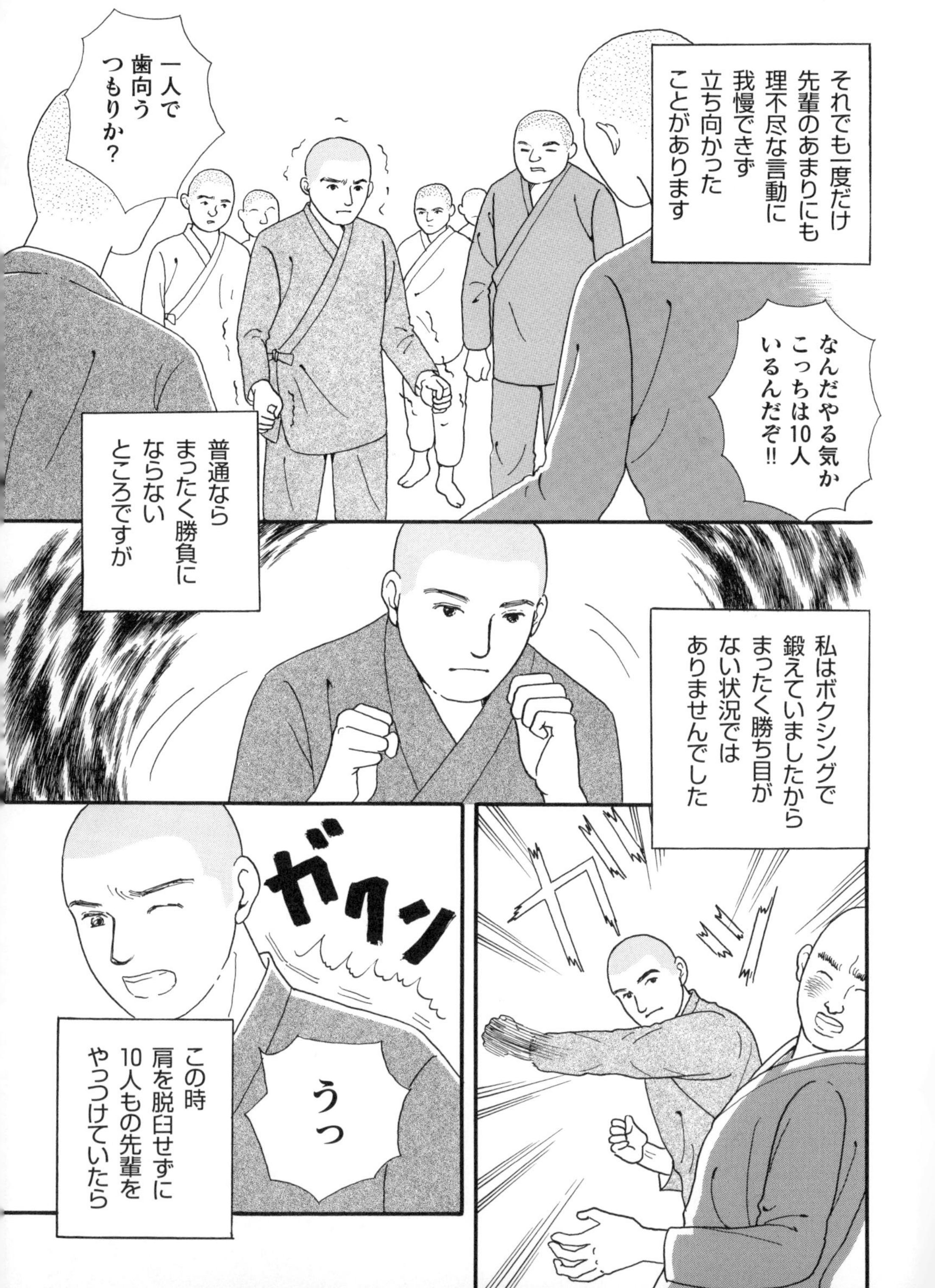
それでも一度だけ先輩のあまりにも理不尽な言動に我慢できず立ち向かったことがあります
一人で歯向うつもりか？
なんだやる気かこっちは10人いるんだぞ!!
普通ならまったく勝負にならないところですが
私はボクシングで鍛えていましたからまったく勝ち目がない状況ではありませんでした
ガクン
うっ
この時肩を脱臼せずに10人もの先輩をやっつけていたら

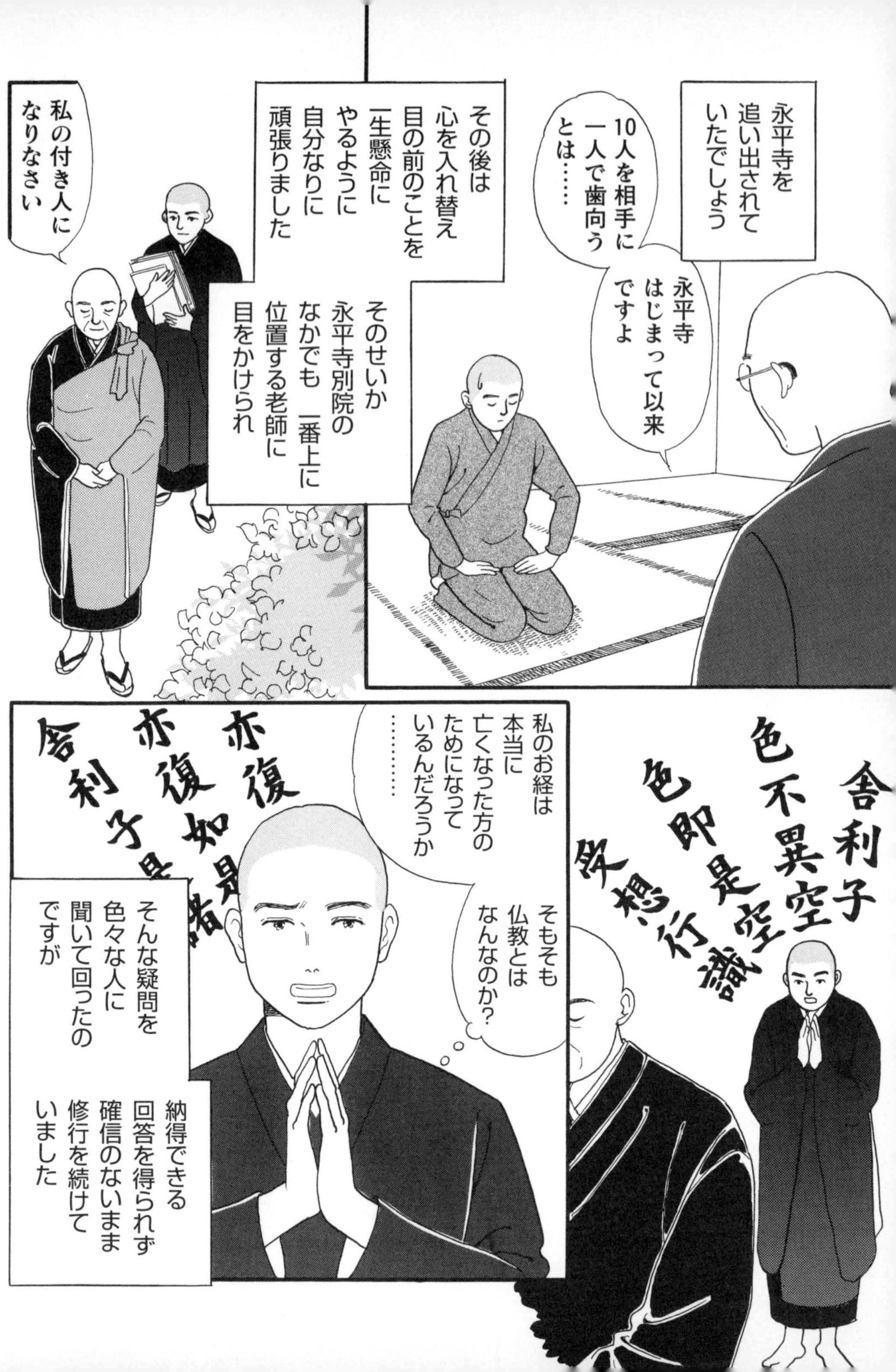
永平寺を追い出されていたでしょう
10人を相手に一人で歯向うとは……
永平寺はじまって以来ですよ
その後は心を入れ替え目の前のことを一生懸命にやるように自分なりに頑張りました
そのせいか永平寺別院のなかでも一番上に位置する老師に目をかけられ
私の付き人になりなさい
舍利子
色不異空
色即是空
受想行識
亦復
亦復如是
舍利子是諸
私のお経は本当に亡くなった方のためになっているんだろうか……
そもそも仏教とはなんなのか?
そんな疑問を色々な人に聞いて回ったのですが
納得できる回答を得られず確信のないいまま修行を続けていました

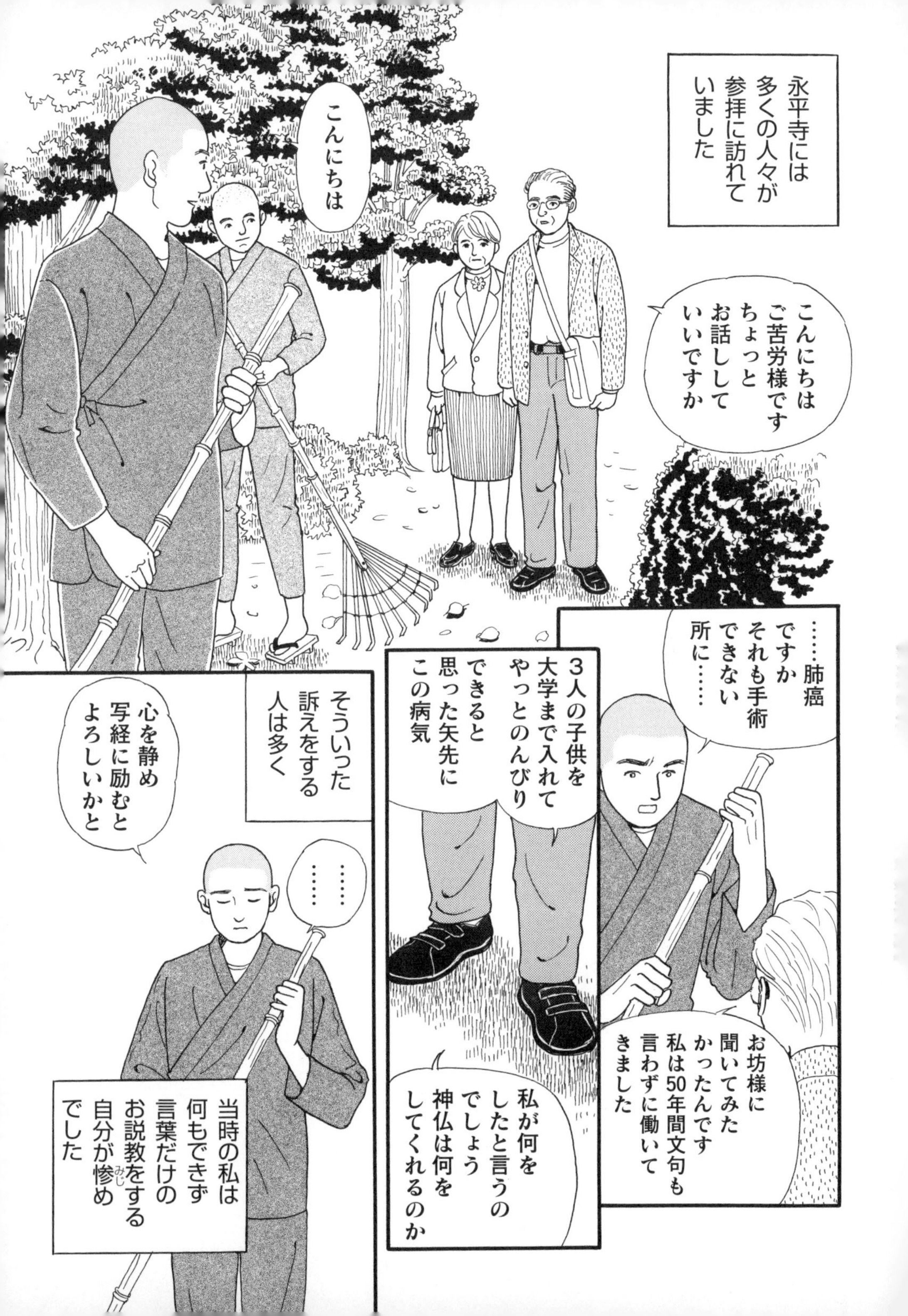
永平寺には多くの人々が参拝に訪れていました
こんにちは
こんにちは ご苦労様です ちょっとお話ししていいですか
……肺癌ですか それも手術できない所に……
3人の子供を大学まで入れてやっとのんびりできると思った矢先にこの病気
お坊様に聞いてみたかったんです 私は50年間文句も言わずに働いてきました
私が何をしたと言うのでしょう 神仏は何をしてくれるのか
そういった訴えをする人は多く
心を静め写経に励むとよろしいかと
…… ……
当時の私は何もできず言葉だけのお説教をする自分が惨《みじ》めでした

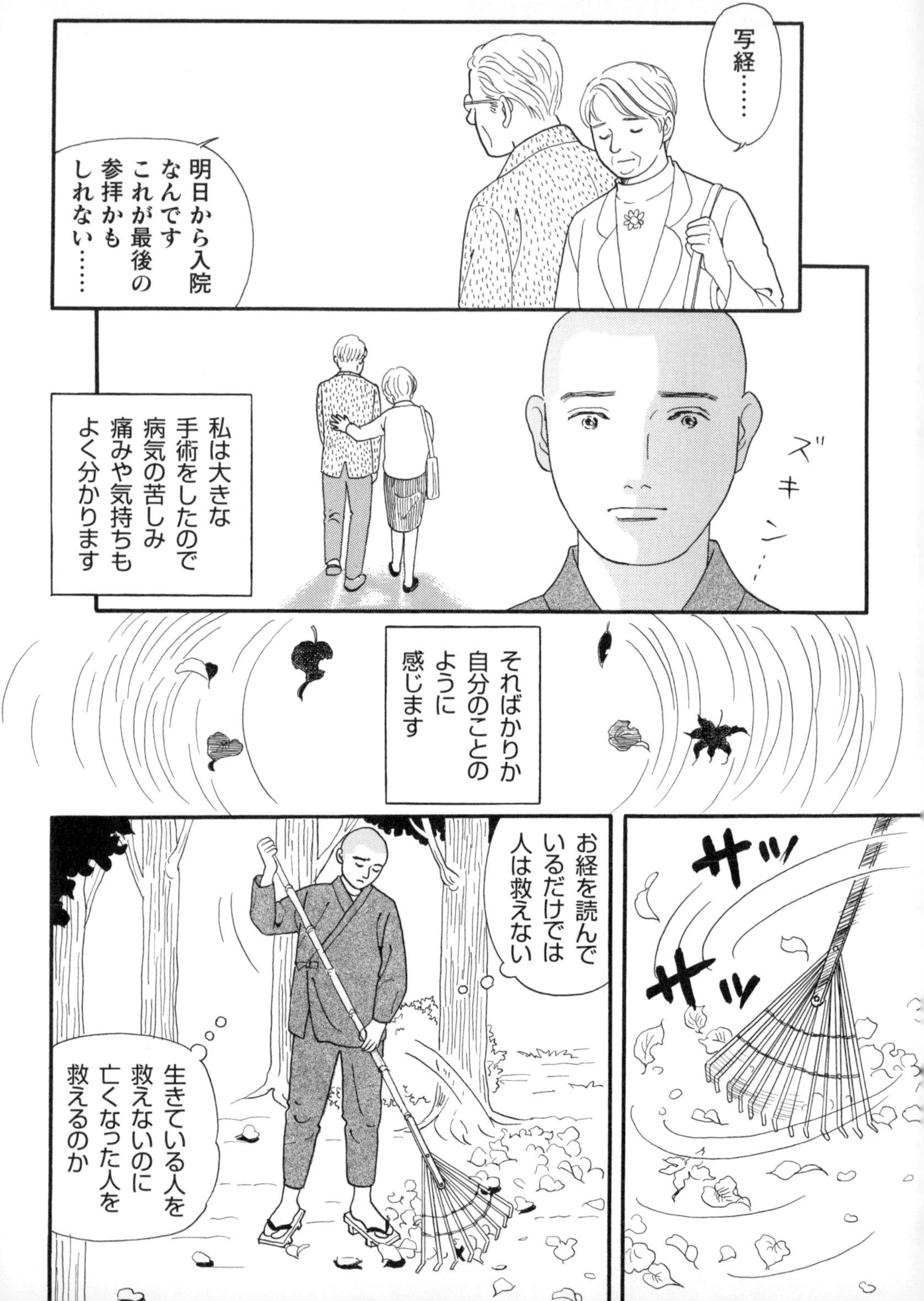
写経……
明日から入院なんです これが最後の参拝かもしれない……
ズキン…
私は大きな手術をしたので病気の苦しみ痛みや気持ちもよく分かります
そればかりか自分のことのように感じます
サッ
サッ
お経を読んでいるだけでは人は救えない
生きている人を救えないのに亡くなった人を救えるのか

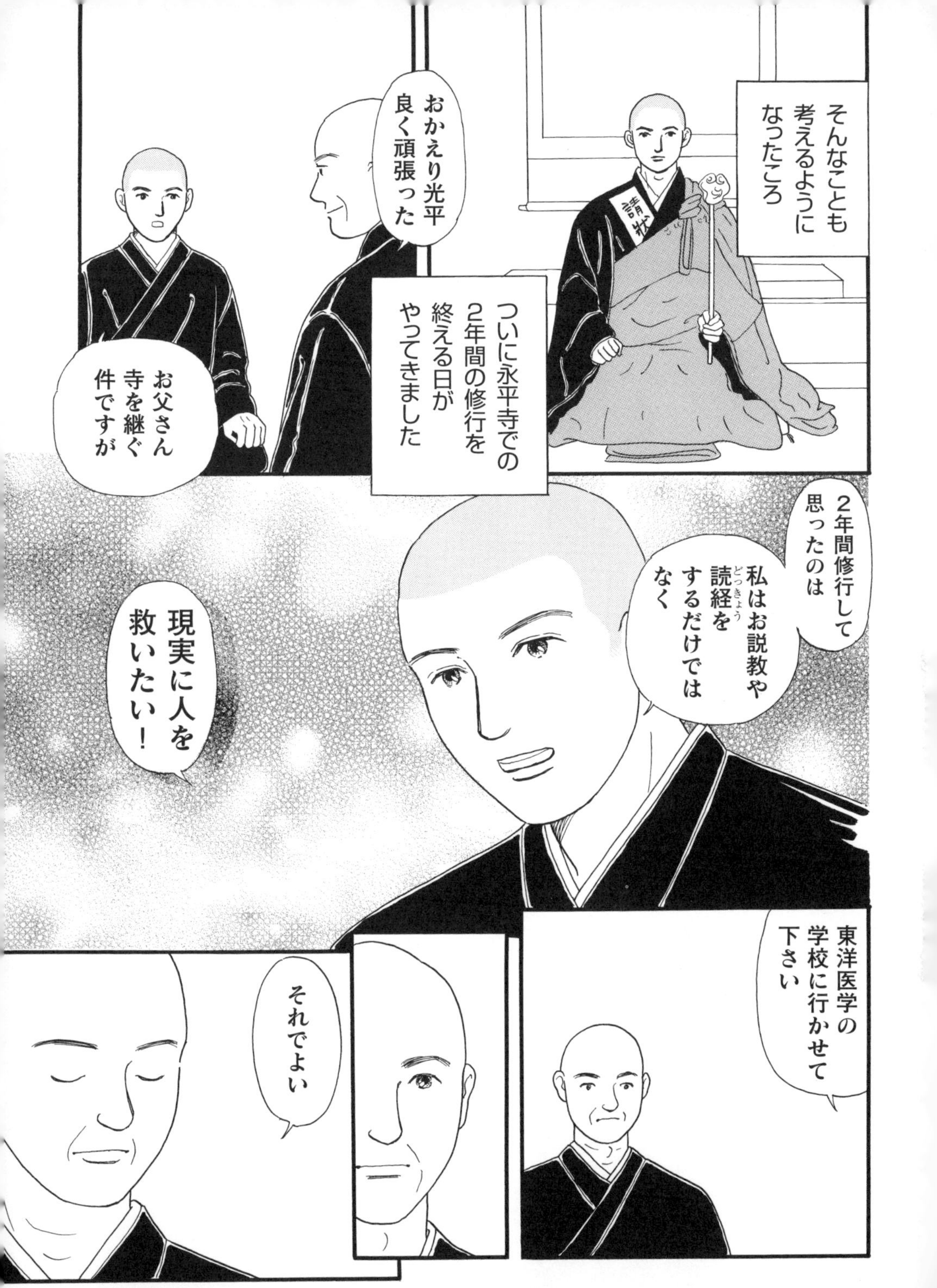
そんなことも考えるようになったころ
ついに永平寺での2年間の修行を終える日がやってきました
おかえり光平良く頑張った
お父さん寺を継ぐ件ですが
2年間修行して思ったのは
私はお説教や読経《どっきょう》をするだけではなく
現実に人を救いたい！
東洋医学の学校に行かせて下さい
それでよい

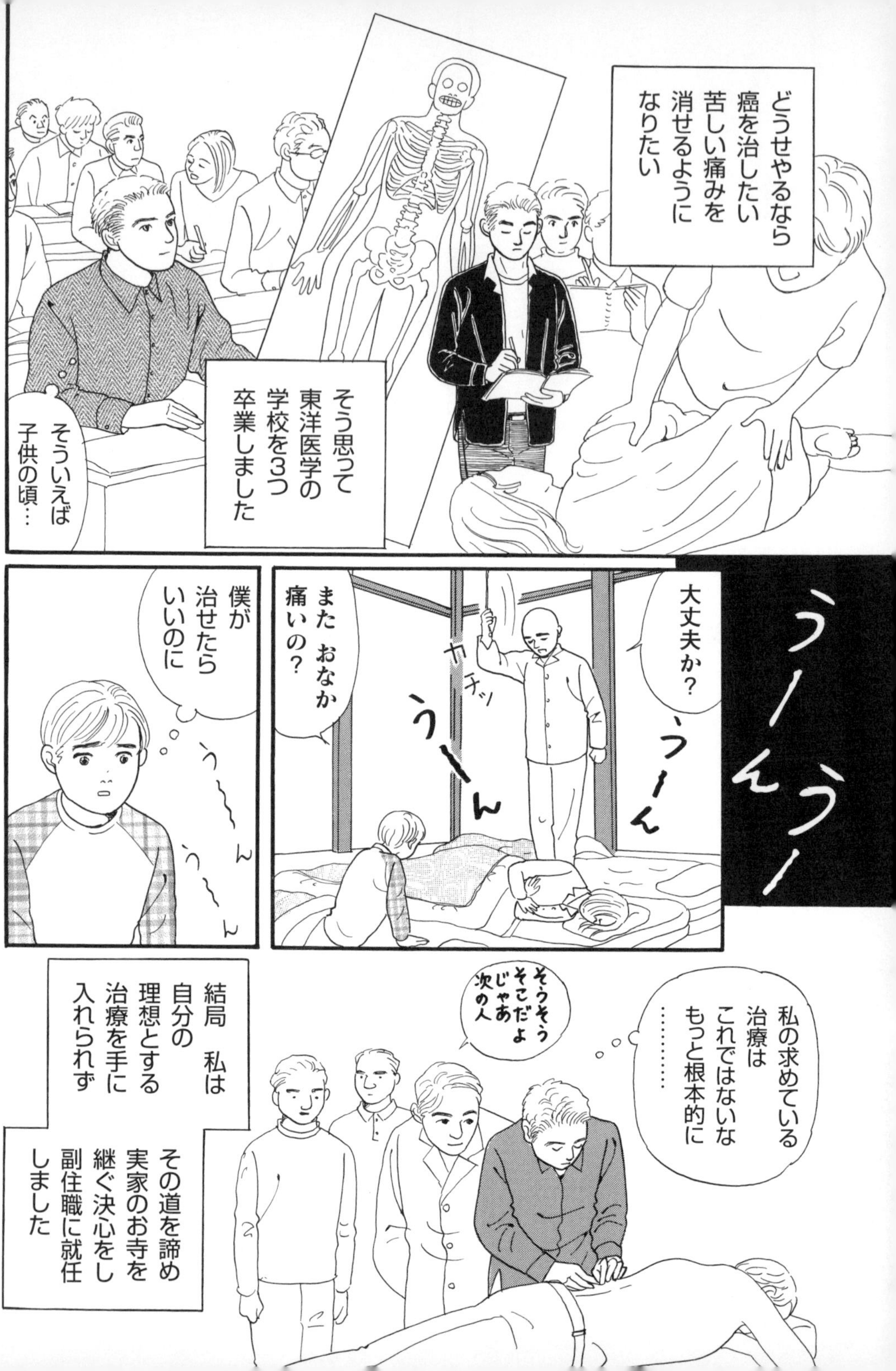
どうせやるなら癌を治したい苦しい痛みを消せるようになりたい
そう思って東洋医学の学校を3つ卒業しました
そういえば子供の頃…
う〜んう〜
大丈夫か？
う〜ん
カチッ
う〜ん
また おなか痛いの？
僕が治せたらいいのに
う〜ん
う〜ん
私の求めている治療はこれではないなもっと根本的に………
そうそうそこだよじゃあ次の人
結局 私は自分の理想とする治療を手に入れられず
その道を諦め実家のお寺を継ぐ決心をし副住職に就任しました

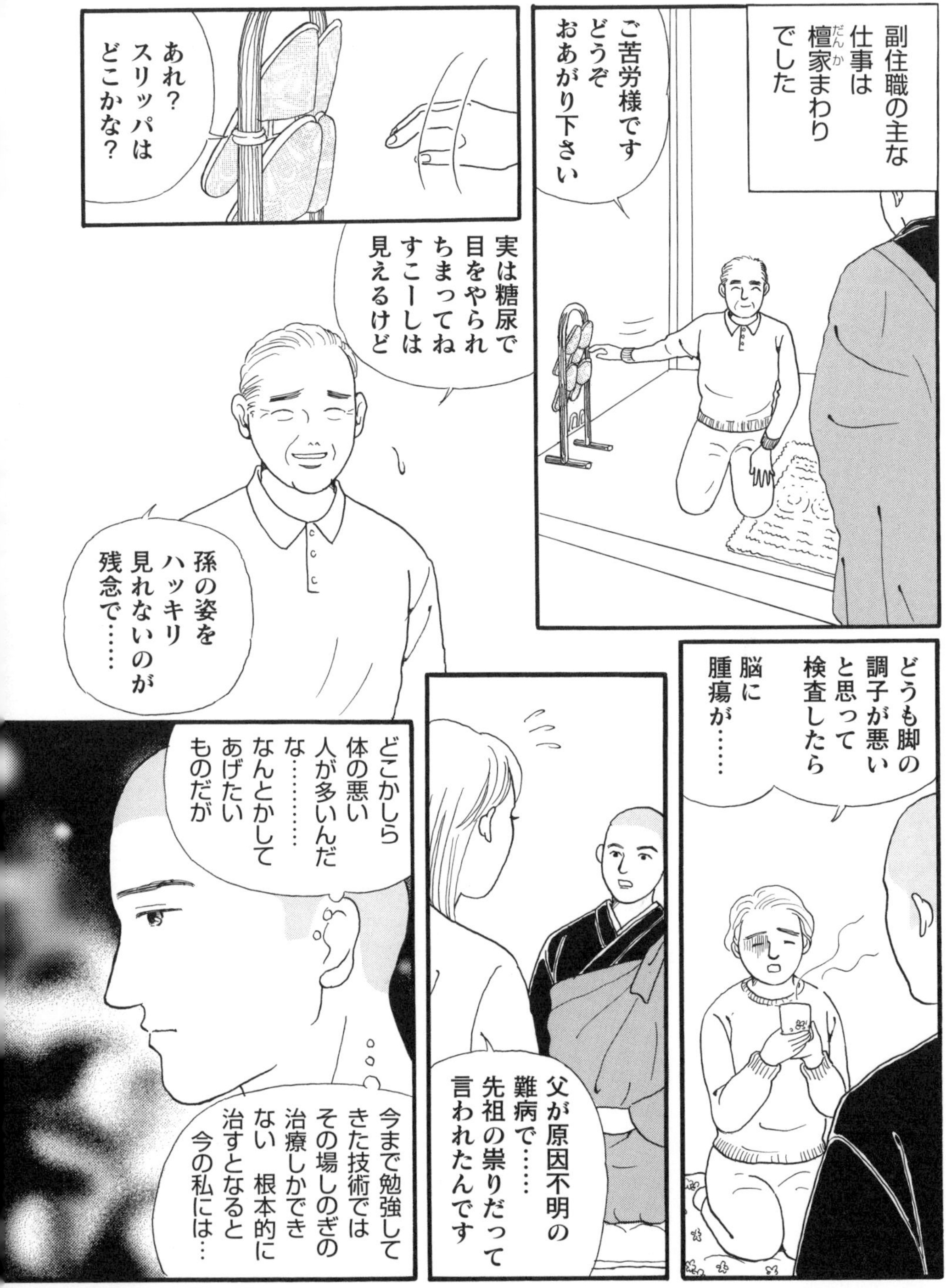
副住職の主な仕事は檀家《だんか》まわりでした
ご苦労様です どうぞおあがり下さい
あれ？ スリッパはどこかな？
実は糖尿で目をやられちまってね すこーしは見えるけど
孫の姿をハッキリ見れないのが残念で……
どうも脚の調子が悪いと思って検査したら脳に腫瘍が……
父が原因不明の難病で……先祖の祟りだって言われたんです
どこかしら体の悪い人が多いんだな………… なんとかしてあげたいものだが
今まで勉強してきた技術ではその場しのぎの治療しかできない 根本的に治すとなると今の私には…

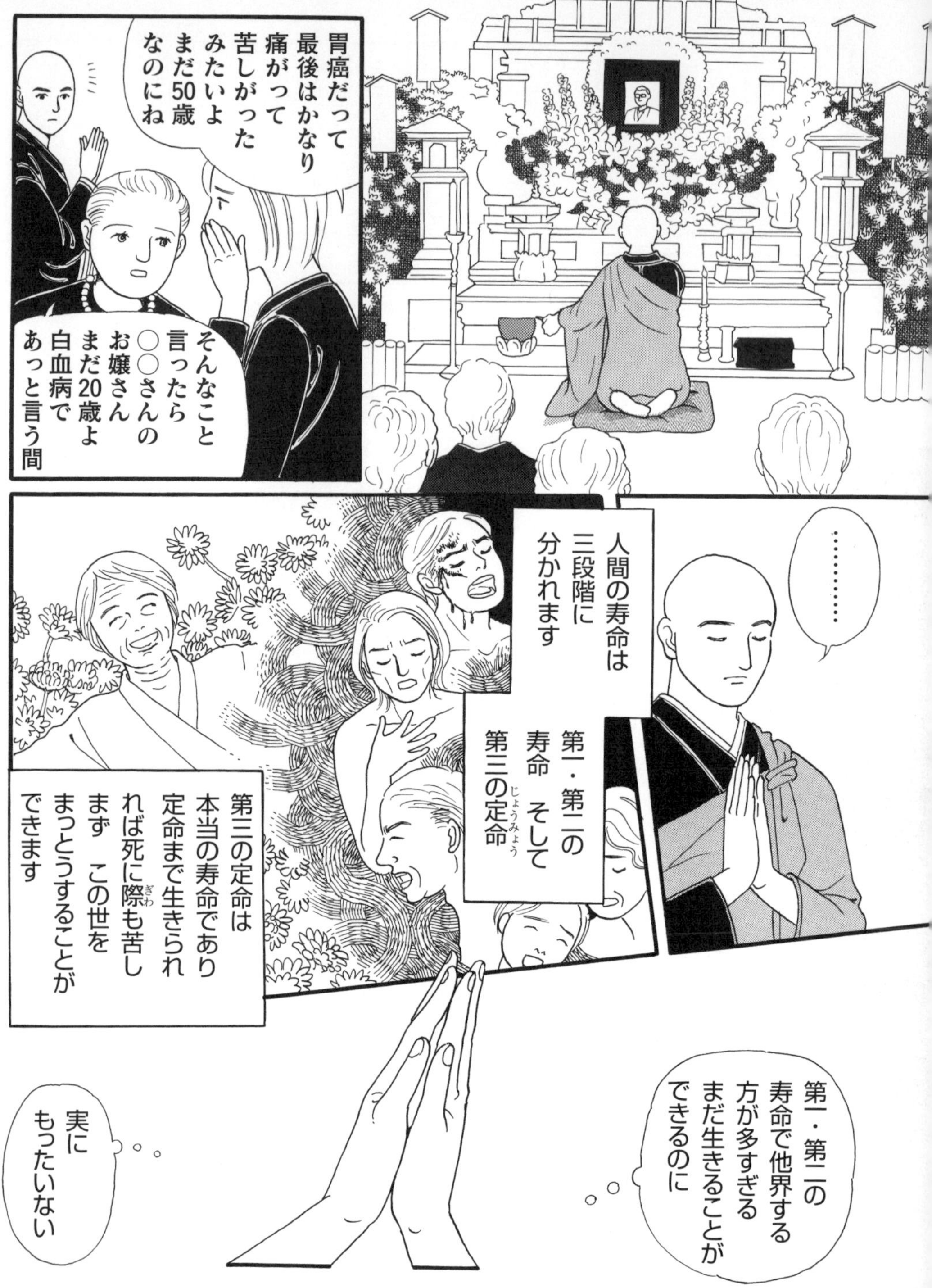
胃癌だって最後はかなり痛がって苦しがったみたいよ まだ50歳なのにね
そんなこと言ったら○○さんのお嬢さん まだ20歳よ 白血病であっと言う間
……………
人間の寿命は三段階に分かれます
第一・第二の寿命 そして第三の定命《じょうみょう》
第三の定命は本当の寿命であり定命まで生きられれば死に際《ぎわ》も苦しまず この世をまっとうすることができます
第一・第二の寿命で他界する方が多すぎる まだ生きることができるのに
実にもったいない

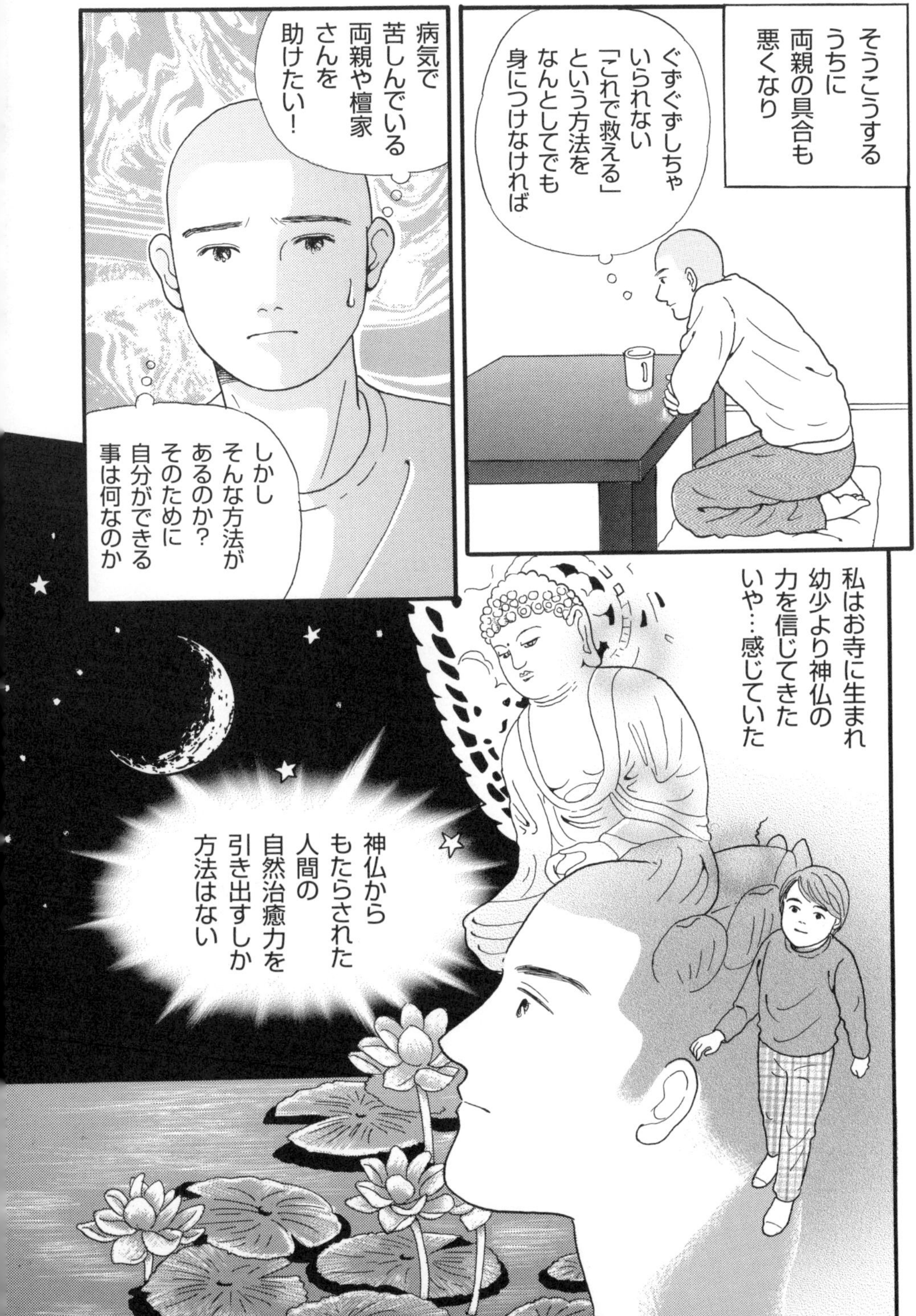
そうこうするうちに両親の具合も悪くなり
ぐずぐずしちゃいられない「これで救える」という方法をなんとしてでも身につけなければ
病気で苦しんでいる両親や檀家さんを助けたい！
しかしそんな方法があるのか？そのために自分ができる事は何なのか
私はお寺に生まれ幼少より神仏の力を信じてきたいや…感じていた
神仏からもたらされた人間の自然治癒力を引き出すしか方法はない

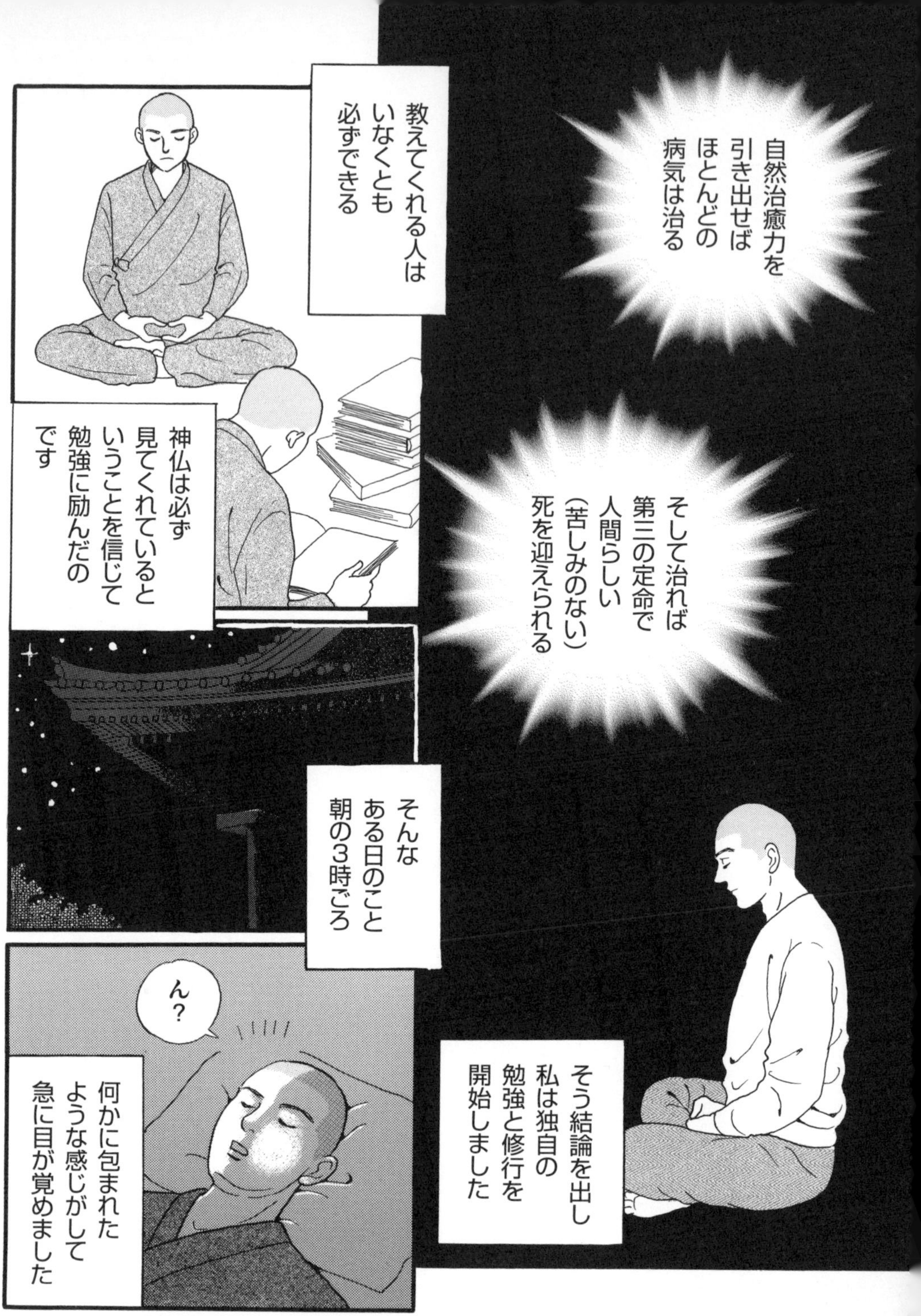
自然治癒力を
引き出せば
ほとんどの
病気は治る
そして治れば
第三の定命で
人間らしい
(苦しみのない)
死を迎えられる
教えてくれる人は
いなくとも
必ずできる
神仏は必ず
見てくれていると
いうことを信じて
勉強に励んだの
です
そう結論を出し
私は独自の
勉強と修行を
開始しました
そんな
ある日のこと
朝の3時ごろ
ん?
何かに包まれた
ような感じがして
急に目が覚めました

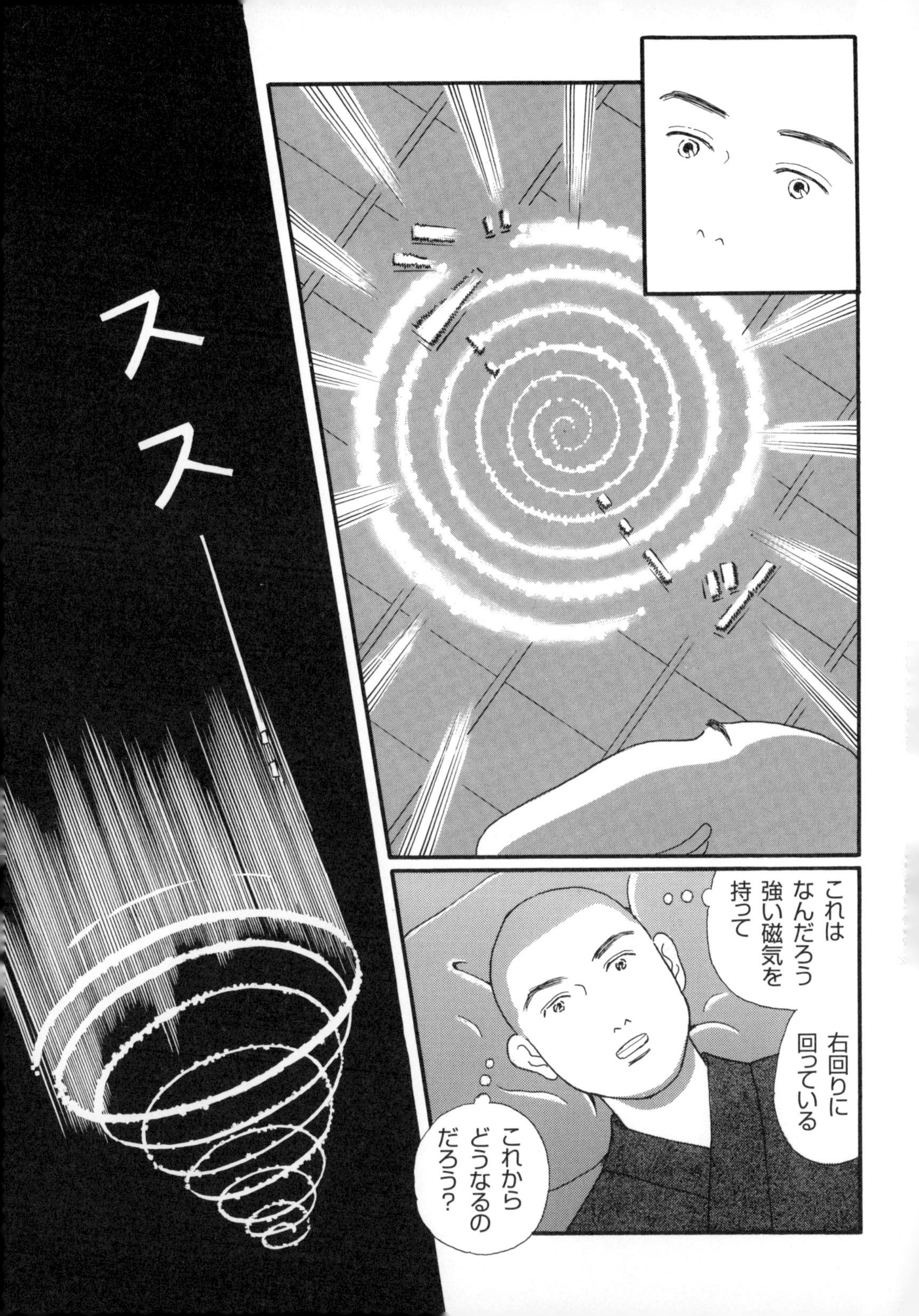
スス一
これはなんだろう強い磁気を持って
右回りに回っている
これからどうなるのだろう?

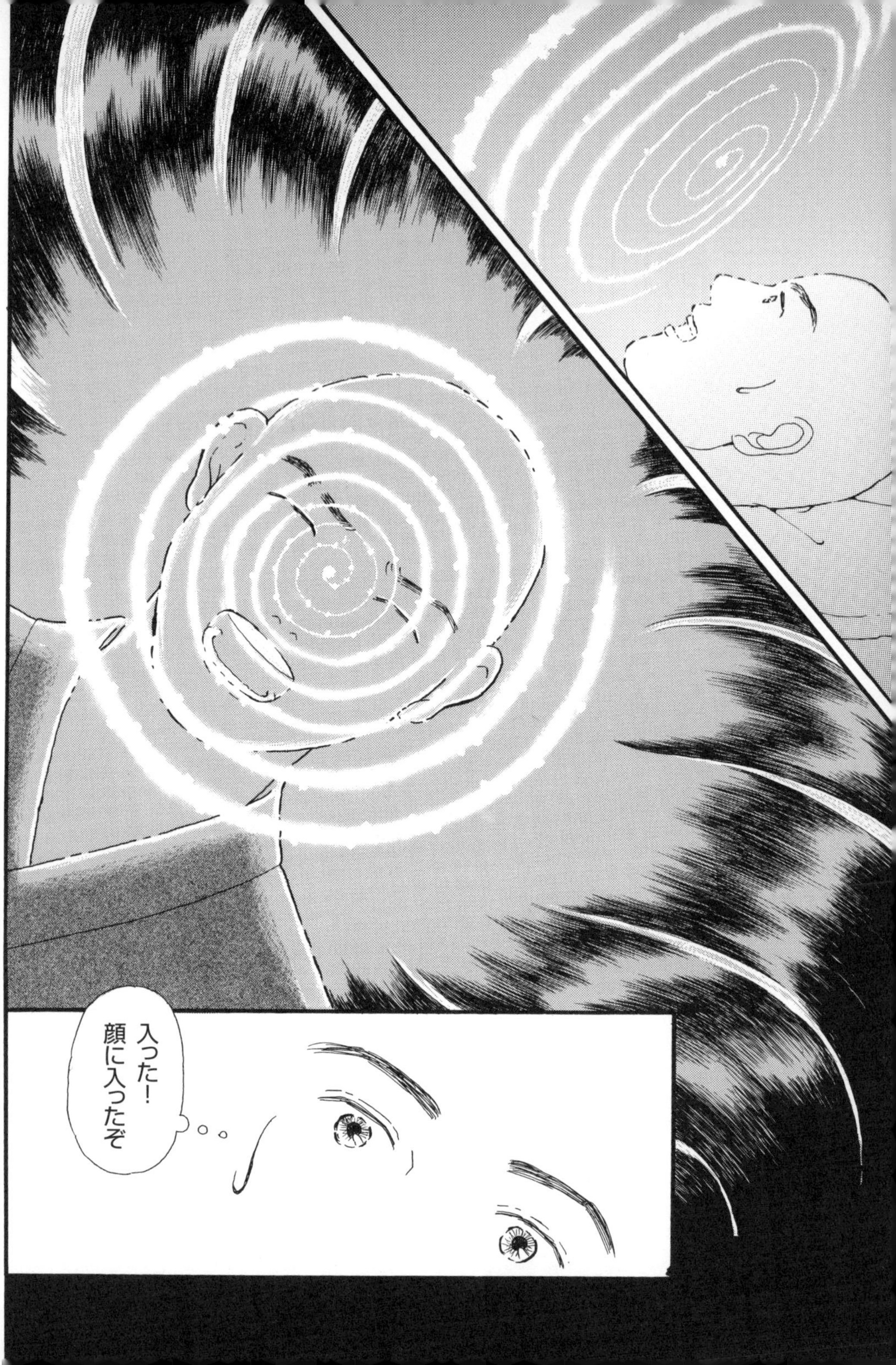
入った！顔に入ったぞ

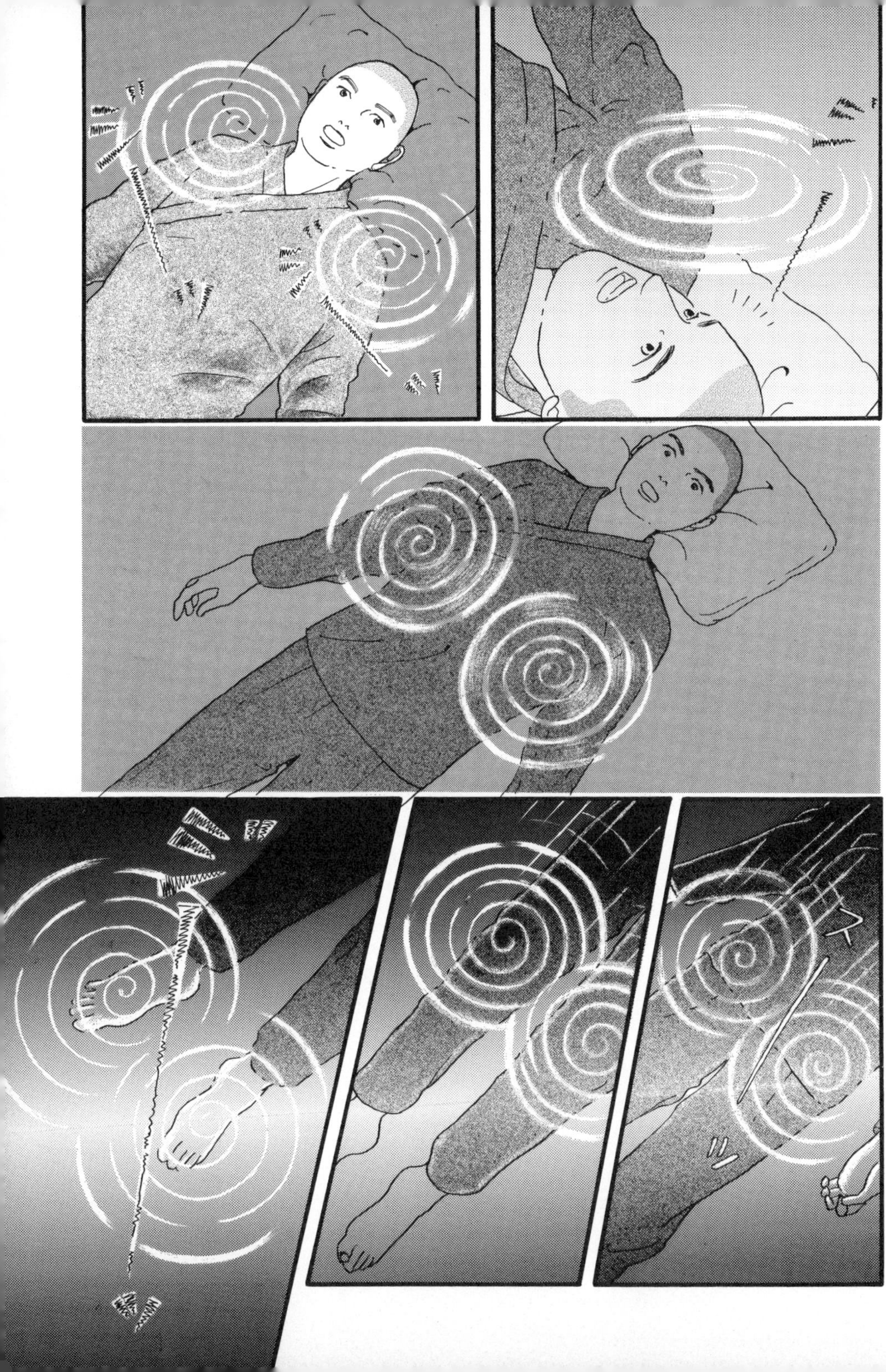

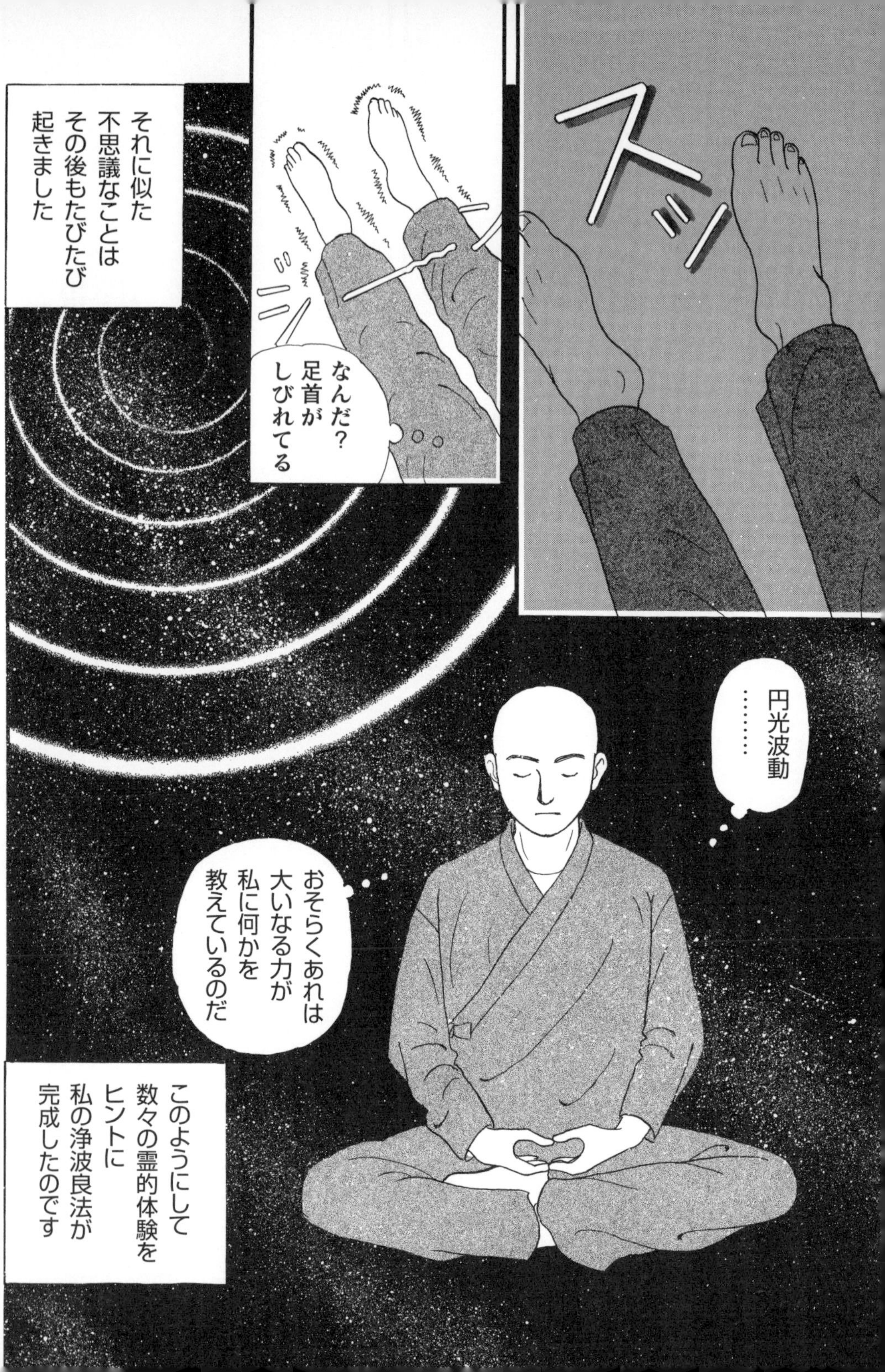

なんだ?
足首がしびれてる
それに似た不思議なことはその後もたびたび起きました
円光波動……
おそらくあれは大いなる力が私に何かを教えているのだ
このようにして数々の霊的体験をヒントに私の浄波良法が完成したのです

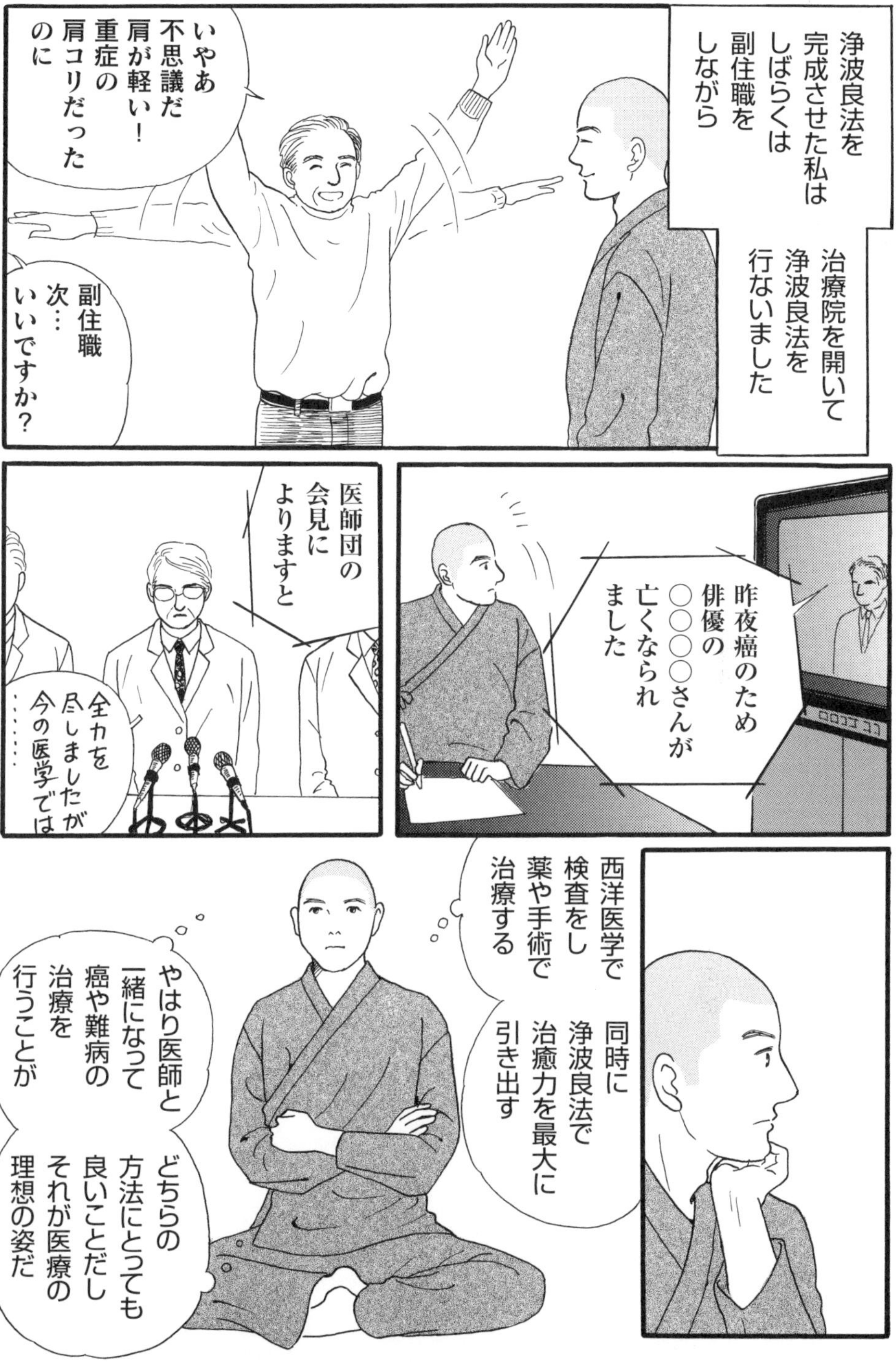
浄波良法を完成させた私はしばらくは副住職をしながら
治療院を開いて浄波良法を行ないました
いやあ不思議だ肩が軽い！重症の肩コリだったのに
副住職次…いいですか？
昨夜癌のため俳優の○○○○さんが亡くなられました
医師団の会見によりますと
全力を尽しましたが今の医学では……
西洋医学で検査をし薬や手術で治療する
同時に浄波良法で治癒力を最大に引き出す
やはり医師と一緒になって癌や難病の治療を行うことが
どちらの方法にとっても良いことだしそれが医療の理想の姿だ

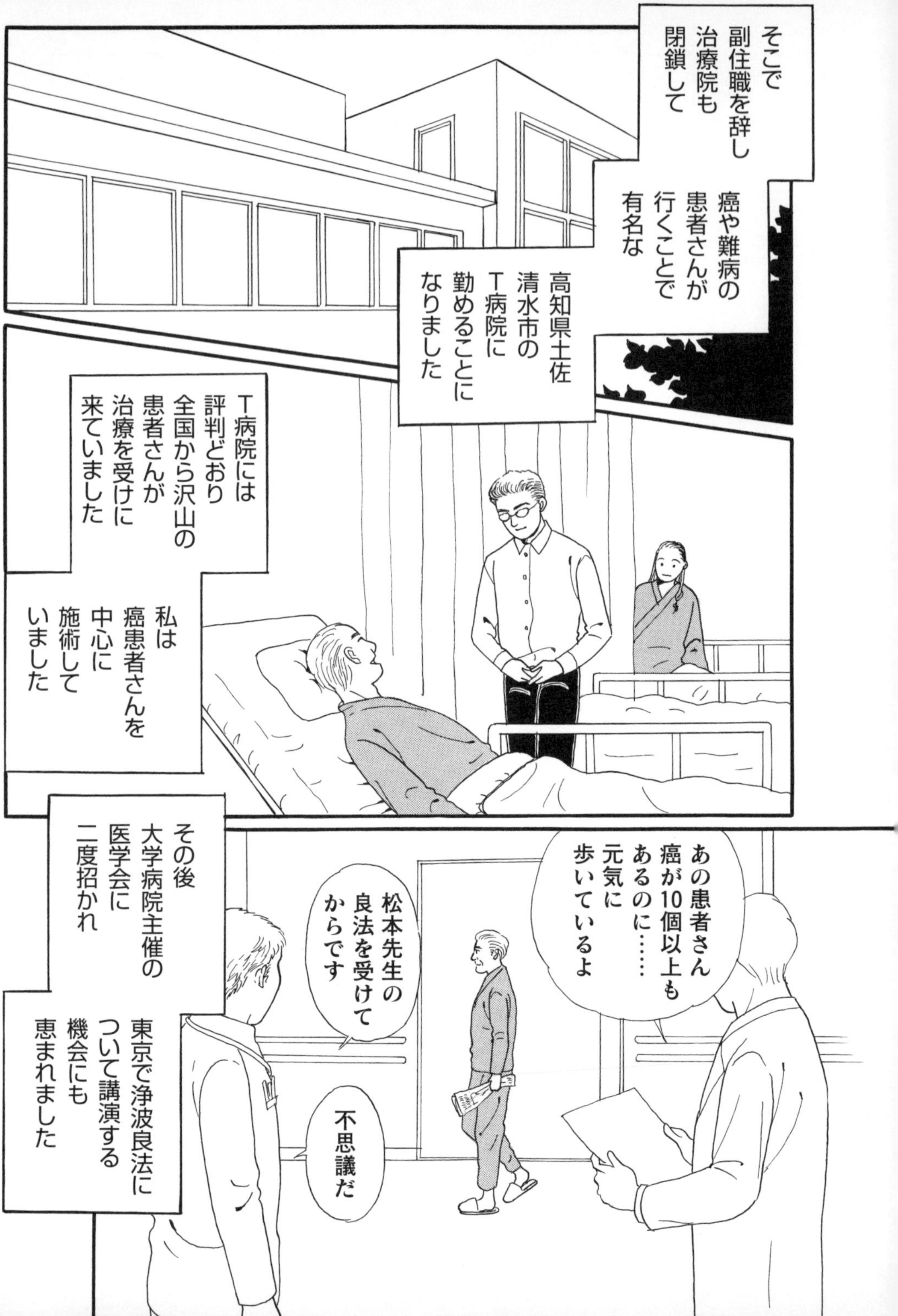
そこで副住職を辞し治療院も閉鎖して
癌や難病の患者さんが行くことで有名な
高知県土佐清水市のT病院に勤めることになりました
T病院には評判どおり全国から沢山の患者さんが治療を受けに来ていました
私は癌患者さんを中心に施術していました
あの患者さん癌が10個以上もあるのに……元気に歩いているよ
松本先生の良法を受けてからです
その後大学病院主催の医学会に二度招かれ
不思議だ
東京で浄波良法について講演する機会にも恵まれました

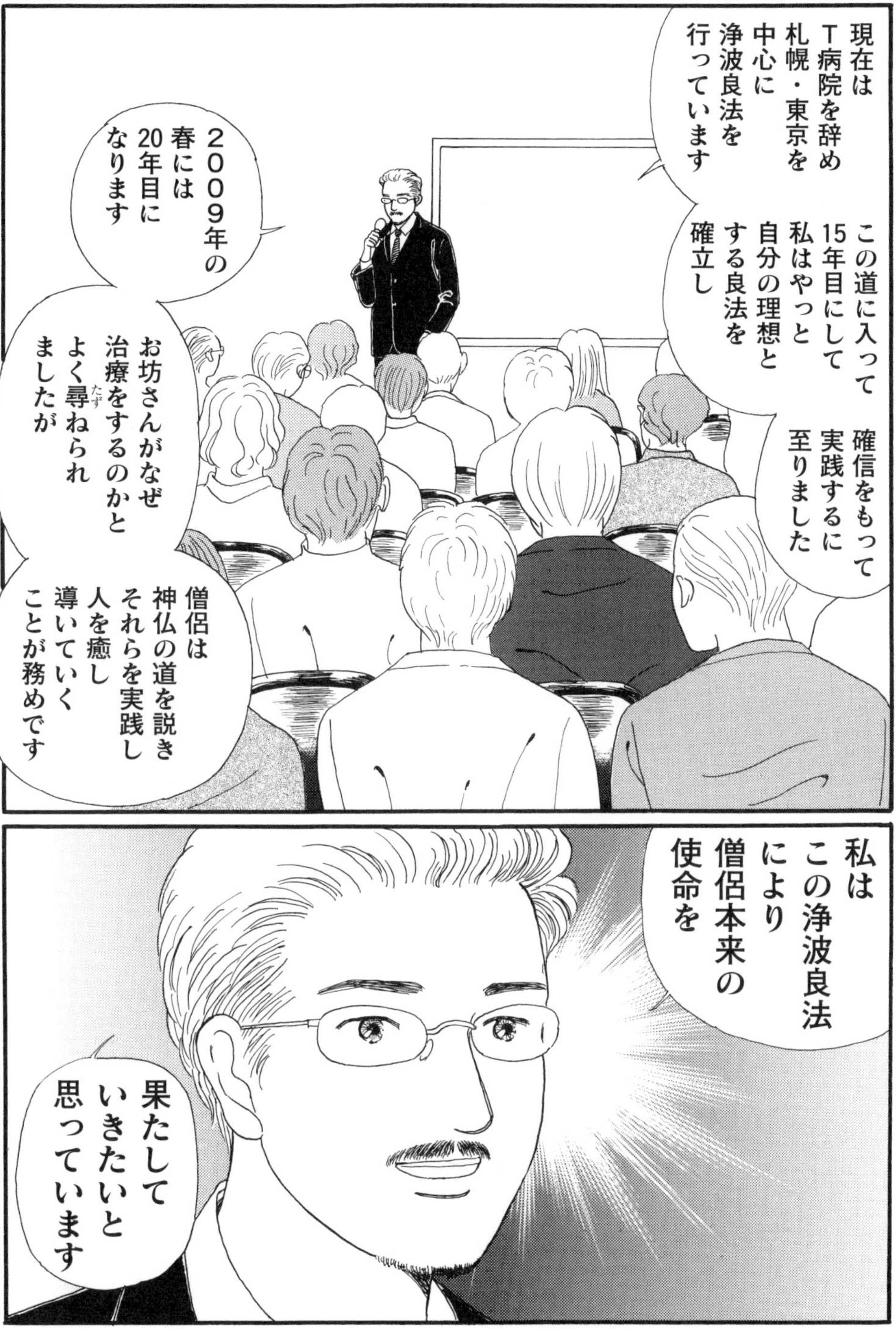
現在は
T病院を辞め
札幌・東京を
中心に
浄波良法を
行っています
この道に入って
15年目にして
私はやっと
自分の理想と
する良法を
確立し
確信をもって
実践するに
至りました
2009年の
春には
20年目に
なります
お坊さんがなぜ
治療をするのかと
よく尋《たず》ねられ
ましたが
僧侶は
神仏の道を説き
それらを実践し
人を癒し
導いていく
ことが務めです
私は
この浄波良法
により
僧侶本来の
使命を
果たして
いきたいと
思っています

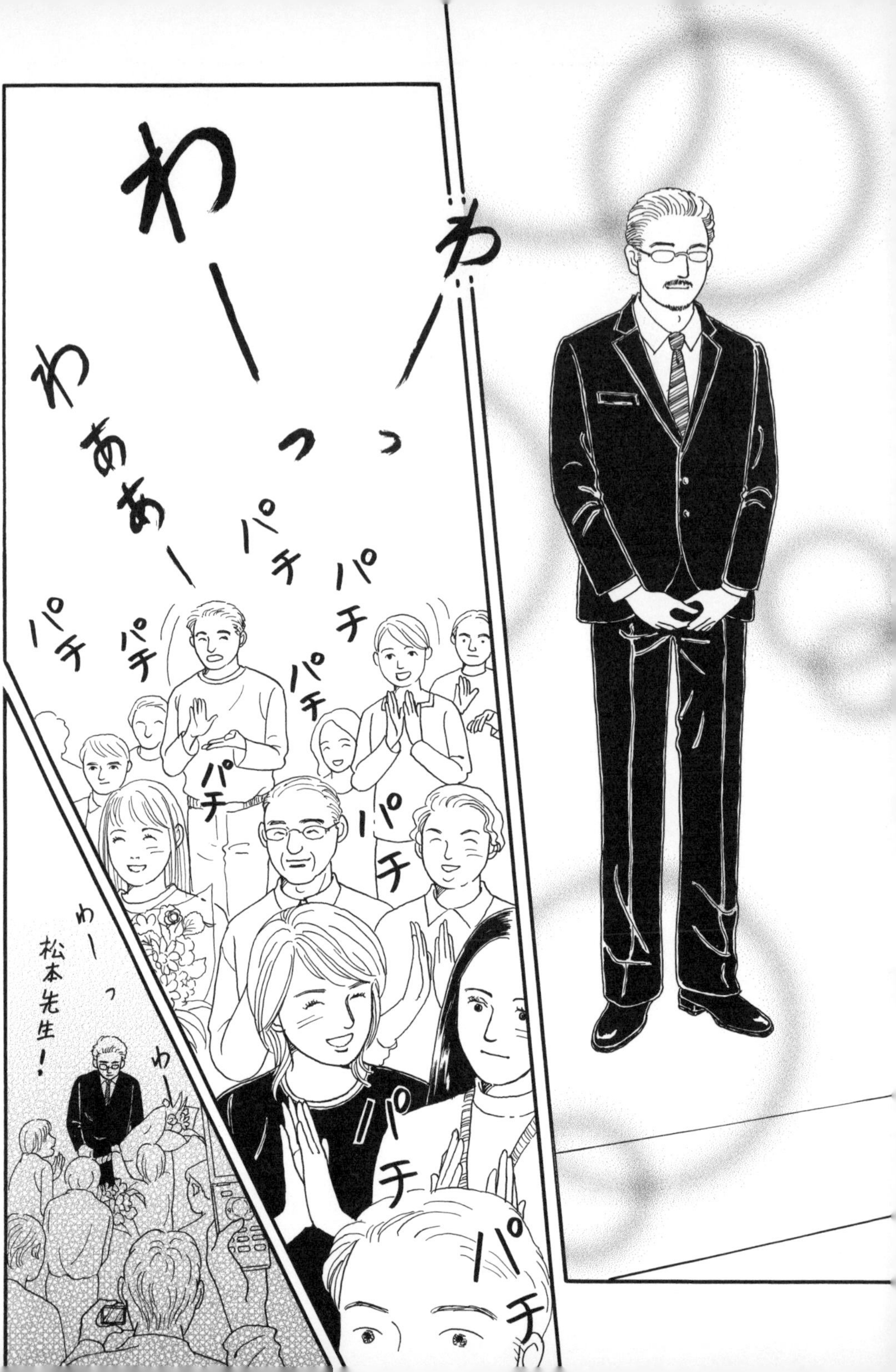
わーーっ
わあああーっ
パチ パチ
パチ パチ
パチ パチ
パチ パチ
パチ パチ
わーっ
松本先生！
わー
パチ パチ

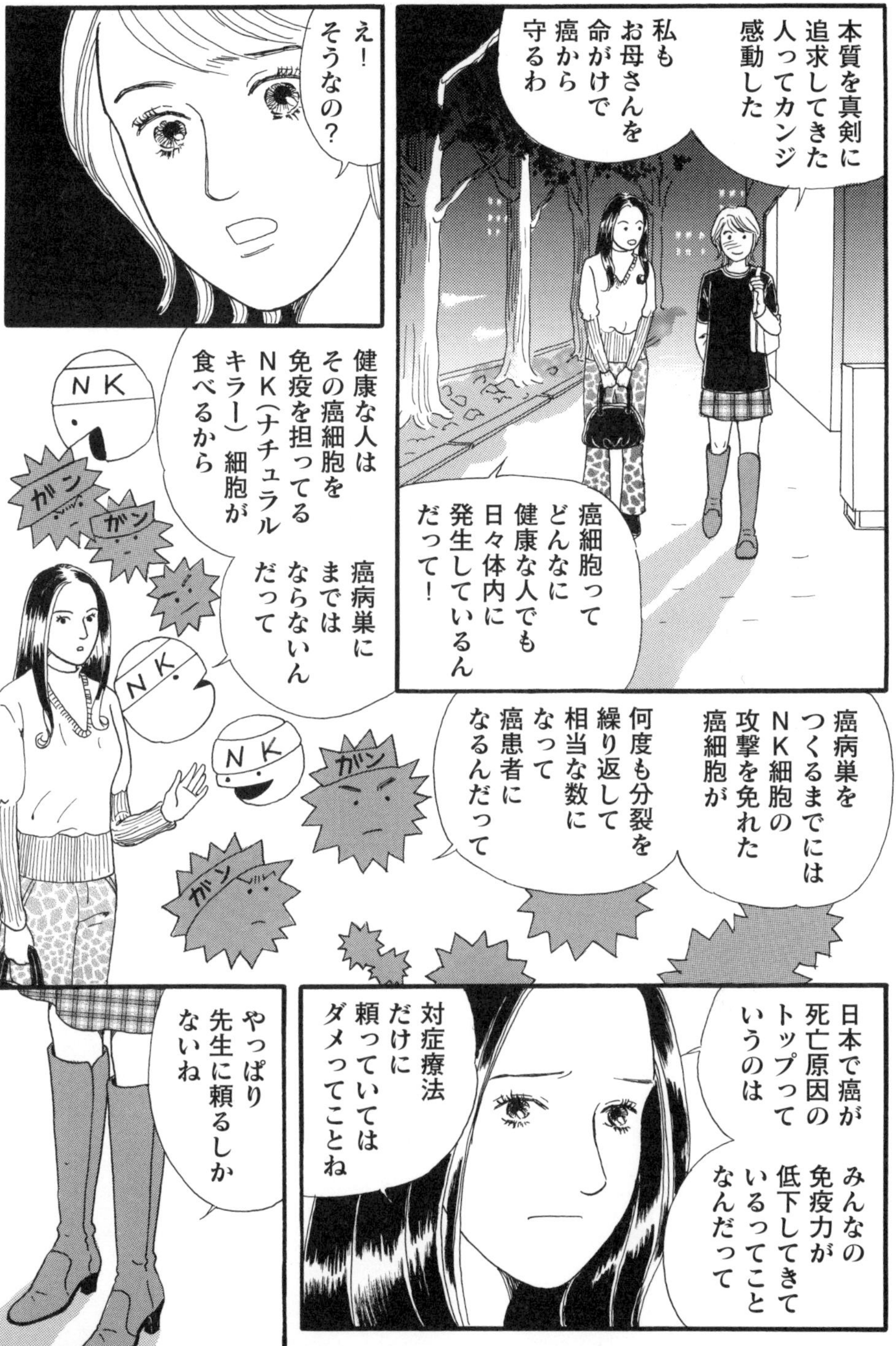
本質を真剣に追求してきた人ってカンジ感動した
私もお母さんを命がけで癌から守るわ
癌細胞ってどんなに健康な人でも日々体内に発生しているんだって!
え!そうなの?
健康な人はその癌細胞を免疫を担ってるNK(ナチュラルキラー)細胞が食べるから
癌病巣にまではならないんだって
NK
ガン
ガン
NK
NK
ガン
ガン
癌病巣をつくるまでにはNK細胞の攻撃を免れた癌細胞が
何度も分裂を繰り返して相当な数になって癌患者になるんだって
日本で癌が死亡原因のトップっていうのは
みんなの免疫力が低下してきているってことなんだって
対症療法だけに頼っていてはダメってことね
やっぱり先生に頼るしかないね

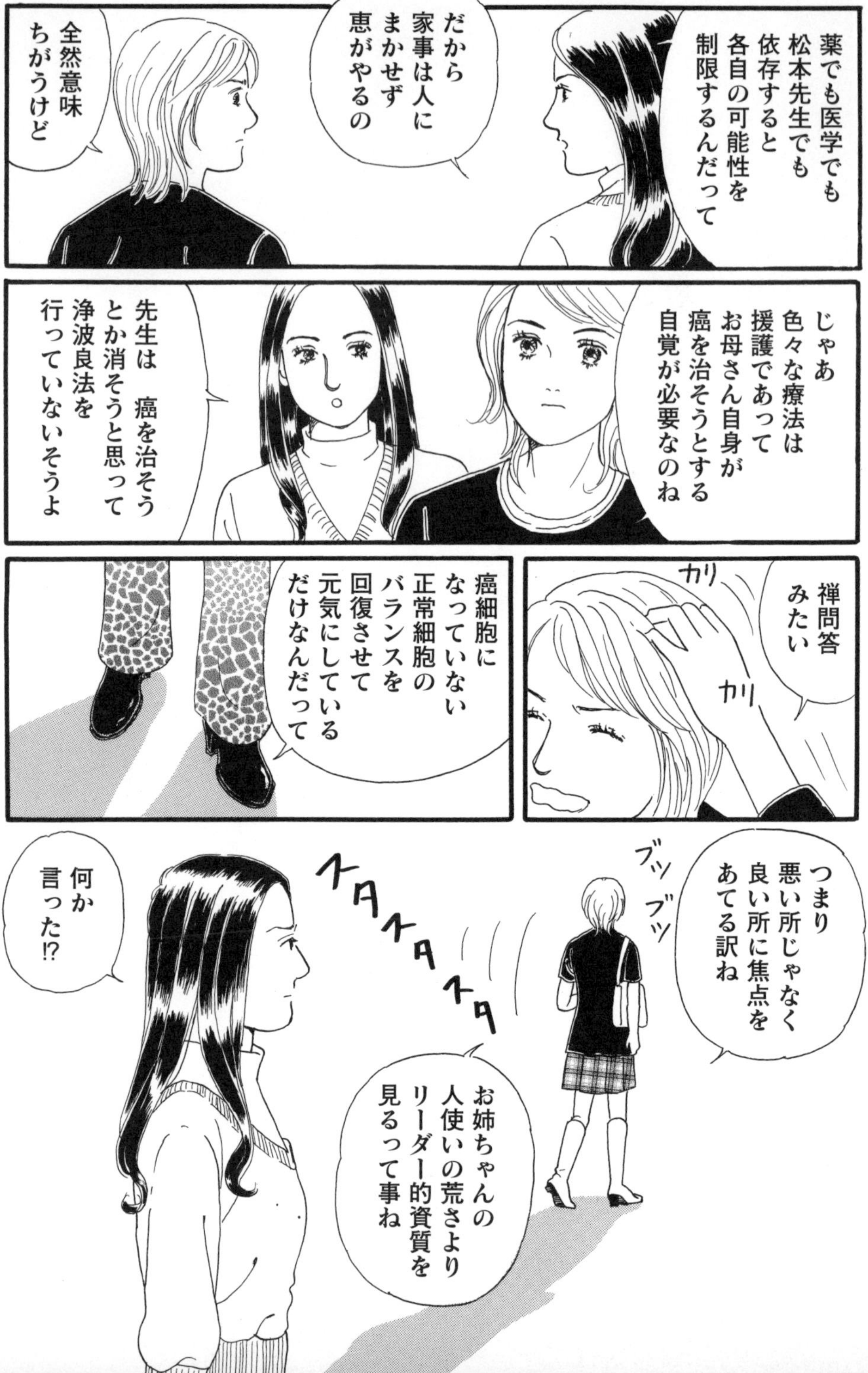

薬でも医学でも松本先生でも依存すると各自の可能性を制限するんだって
だから家事は人にまかせず恵がやるの
全然意味ちがうけど
じゃあ色々な療法は援護であってお母さん自身が癌を治そうとする自覚が必要なのね
先生は　癌を治そうとか消そうと思って浄波良法を行っていないそうよ
禅問答みたい
カリ
カリ
癌細胞になっていない正常細胞のバランスを回復させて元気にしているだけなんだって
つまり悪い所じゃなく良い所に焦点をあてる訳ね
ブツブツ
スタスタスタ
お姉ちゃんの人使いの荒さよりリーダー的資質を見るって事ね
何か言った!?

第3章
一家にひとりの癒し手

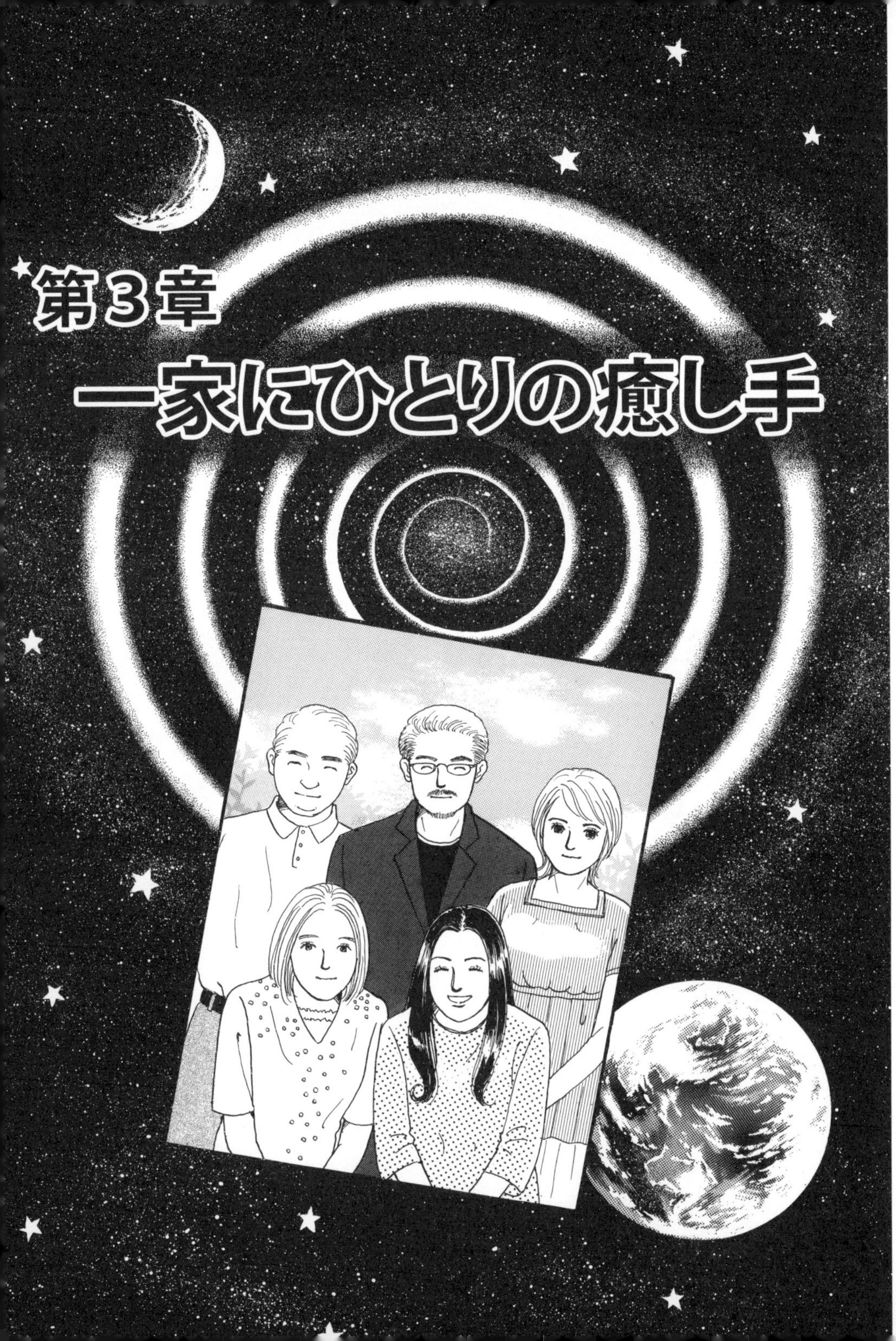

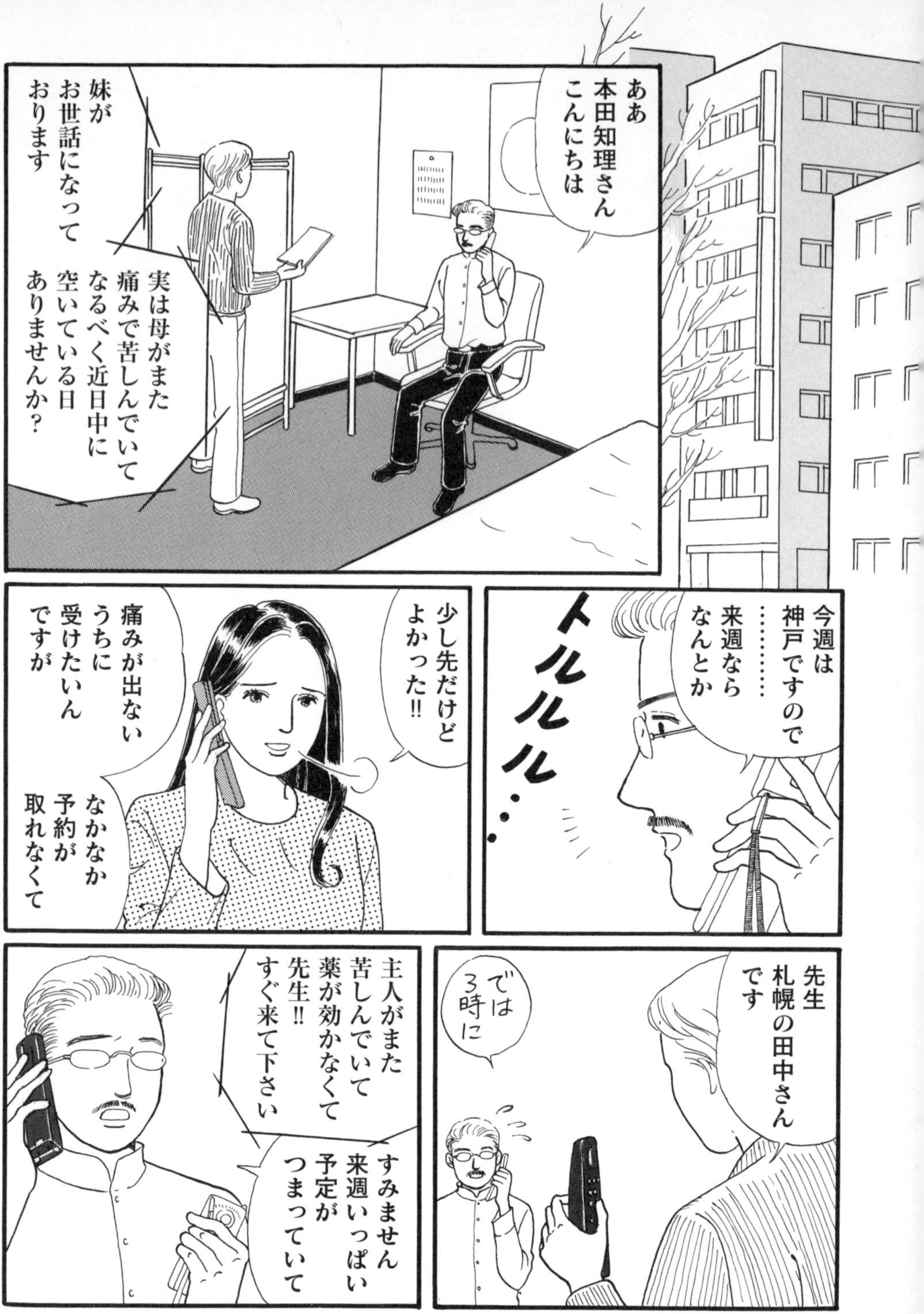
ああ本田知理さんこんにちは
妹がお世話になっております
実は母がまた痛みで苦しんでいてなるべく近日中に空いている日ありませんか？
今週は神戸ですので……来週ならなんとか
トルルル…
少し先だけどよかった!!
痛みが出ないうちに受けたいんですが
なかなか予約が取れなくて
先生札幌の田中さんです
では3時に
主人がまた苦しんでいて薬が効かなくて先生!!すぐ来て下さい
すみません来週いっぱい予定がつまっていて

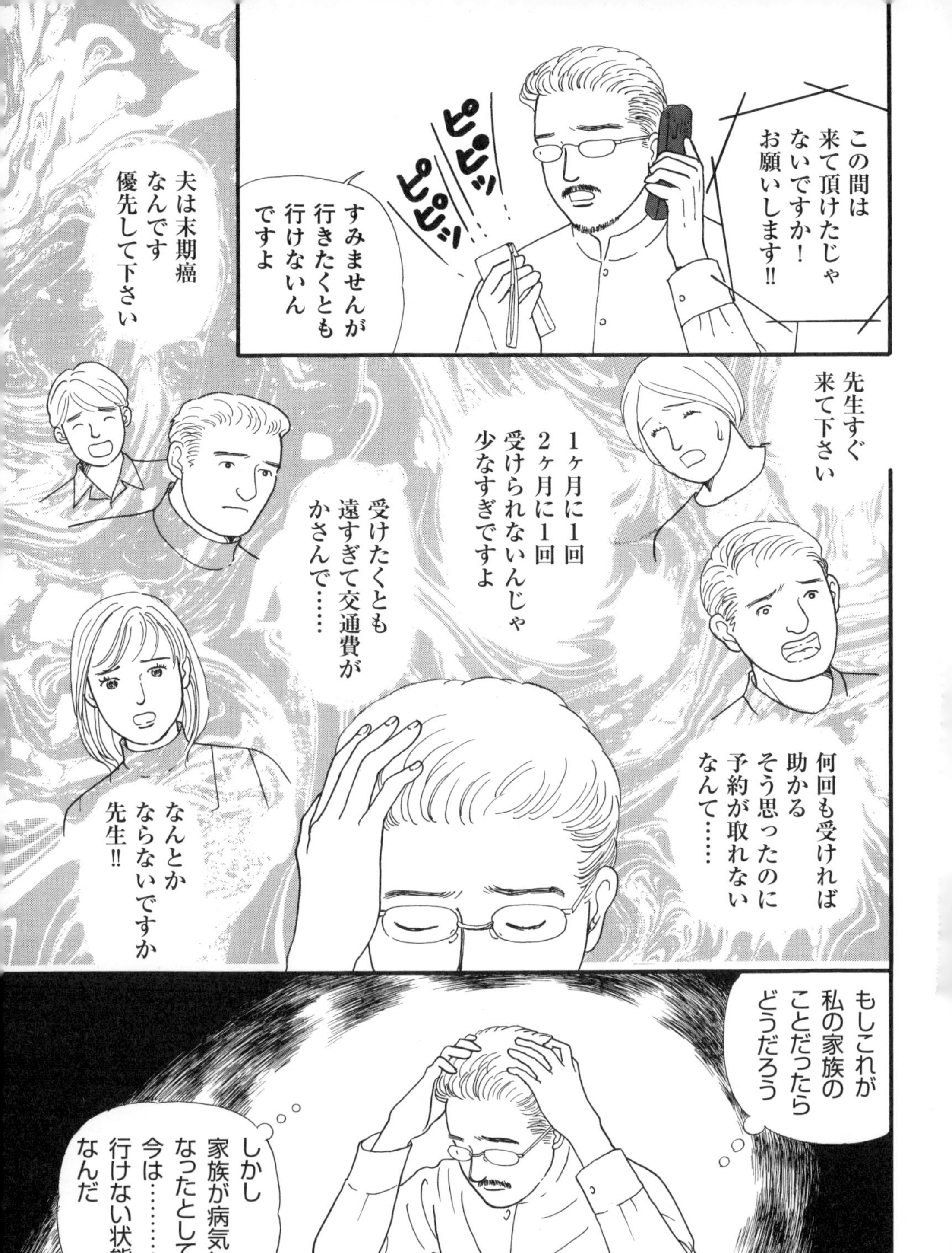
この間は来て頂けたじゃないですか！お願いします!!
ピピッ
ピピッ
すみませんが行きたくとも行けないんですよ
夫は末期癌なんです優先して下さい
先生すぐ来て下さい
1ヶ月に1回2ヶ月に1回受けられないいんじゃ少なすぎですよ
受けたくとも遠すぎて交通費がかさんで……
何回も受ければ助かるそう思ったのに予約が取れないなんて……
なんとかならないですか先生!!
もしこれが私の家族のことだったらどうだろう
しかし家族が病気になったとしても今は………行けない状態なんだ

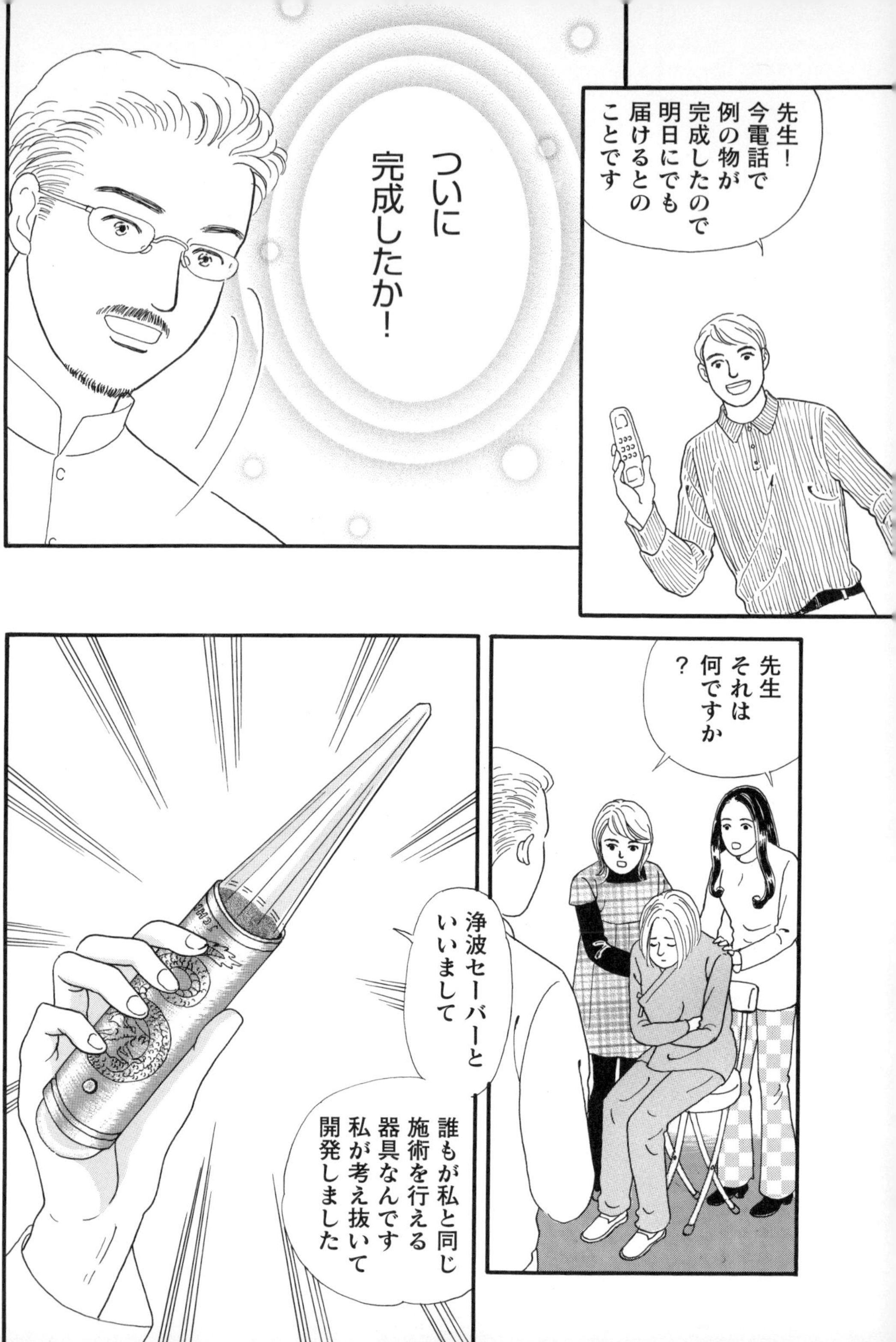
先生！今電話で例の物が完成したので明日にでも届けるとのことです
ついに完成したか！
先生それは何ですか？
浄波セーバーといいまして
誰もが私と同じ施術を行える器具なんです私が考え抜いて開発しました

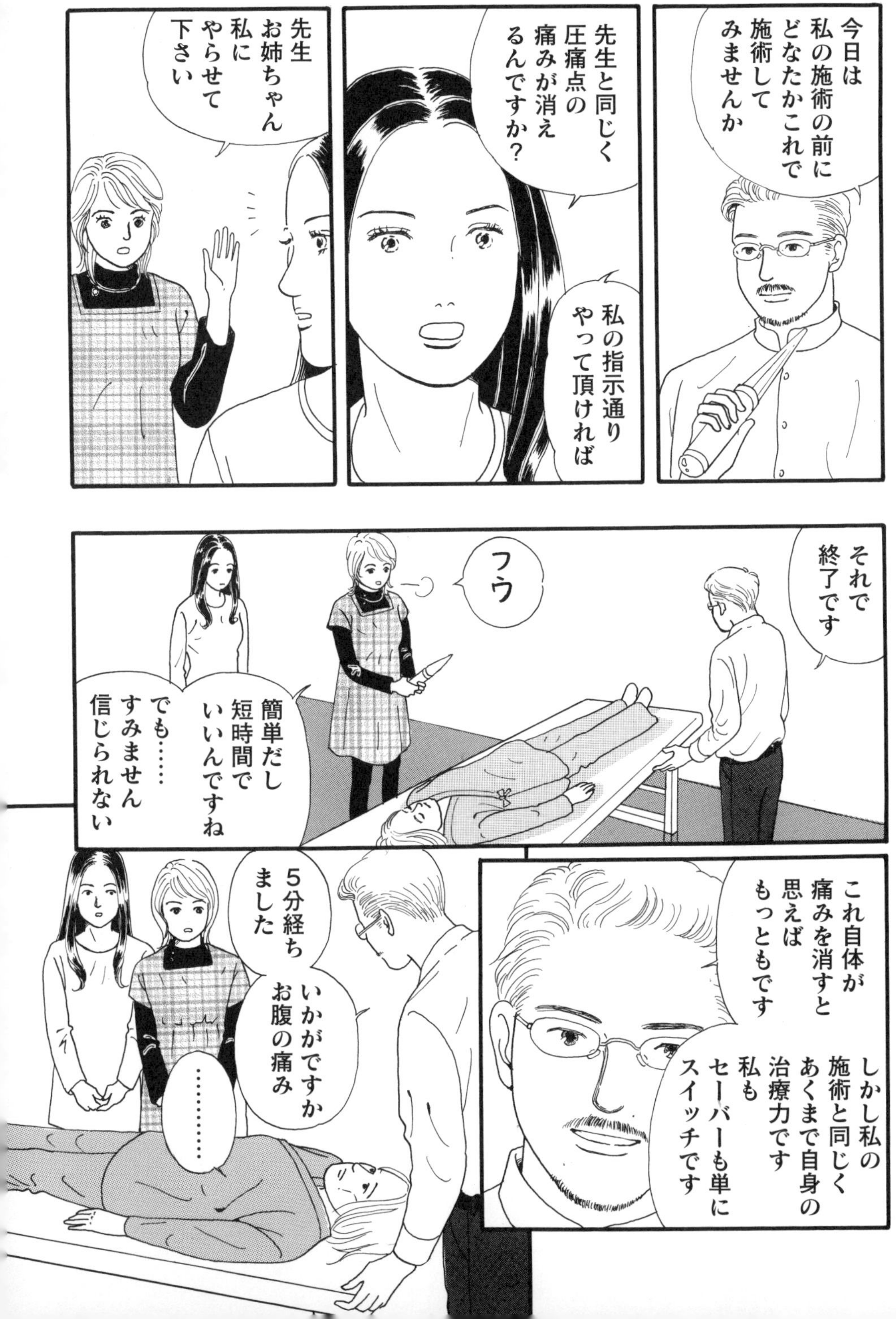
今日は私の施術の前にどなたかこれで施術してみませんか
先生と同じく圧痛点の痛みが消えるんですか?
私の指示通りやって頂ければ
先生お姉ちゃん私にやらせて下さい
それで終了です
フウ
簡単だし短時間でいいんですね
でも……すみません信じられない
これ自体が痛みを消すと思えばもっともです
しかし私の施術と同じくあくまで自身の治療力です私もセーバーも単にスイッチです
5分経ちました
いかがですかお腹の痛み
……………

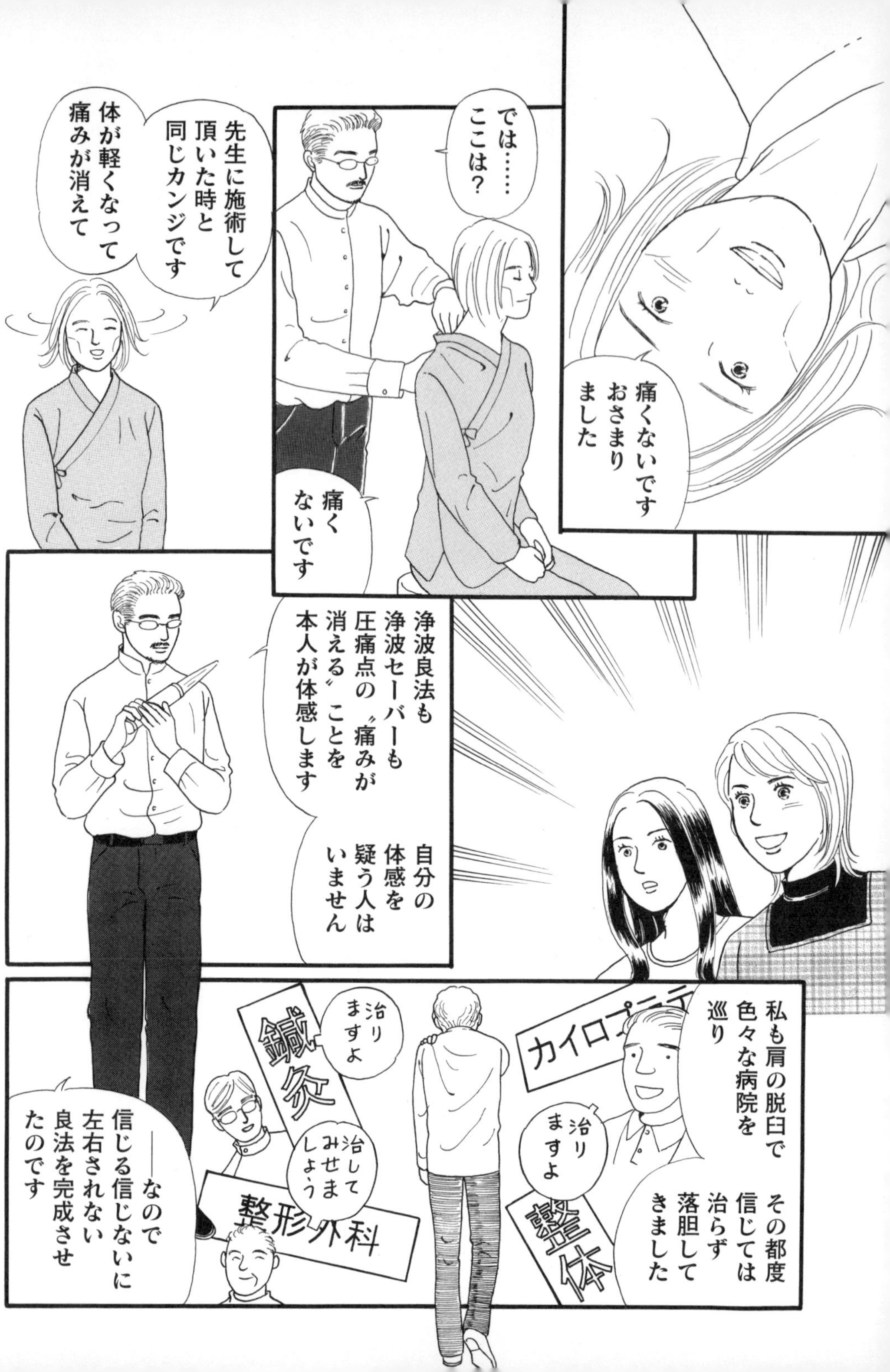

痛くないです おさまりました
では……ここは？
痛くないです
先生に施術して頂いた時と同じカンジです
体が軽くなって痛みが消えて
浄波良法も浄波セーバーも圧痛点の〝痛みが消える〟ことを本人が体感します
自分の体感を疑う人はいません
私も肩の脱臼で色々な病院を巡り
その都度信じては治らず落胆してきました
カイロプ
治りますよ
整体
鍼灸
治りますよ
治してみせましょう
整形外科
――なので信じる信じないに左右されない良法を完成させたのです

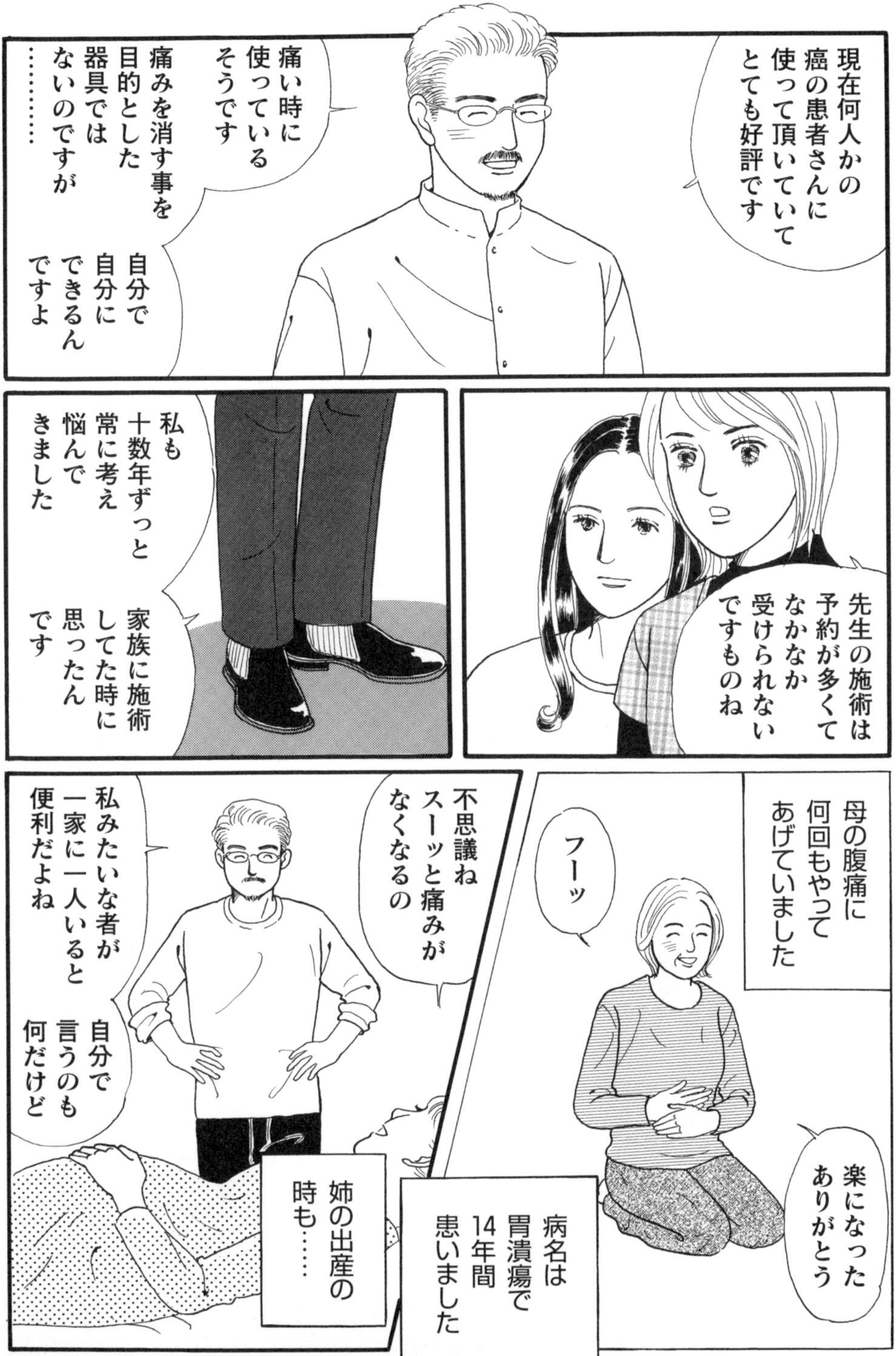
現在何人かの癌の患者さんに使って頂いていてとても好評です
痛い時に使っているそうです
痛みを消す事を目的とした器具ではないのですが………
自分で自分にできるんですよ
先生の施術は予約が多くてなかなか受けられないですものね
私も十数年ずっと常に考え悩んできました
家族に施術してた時に思ったんです
母の腹痛に何回もやってあげていました
フーッ
楽になったありがとう
病名は胃潰瘍で14年間患いました
不思議ねスーッと痛みがなくなるの
私みたいな者が一家に一人いると便利だよね
自分で言うのも何だけど
姉の出産の時も……

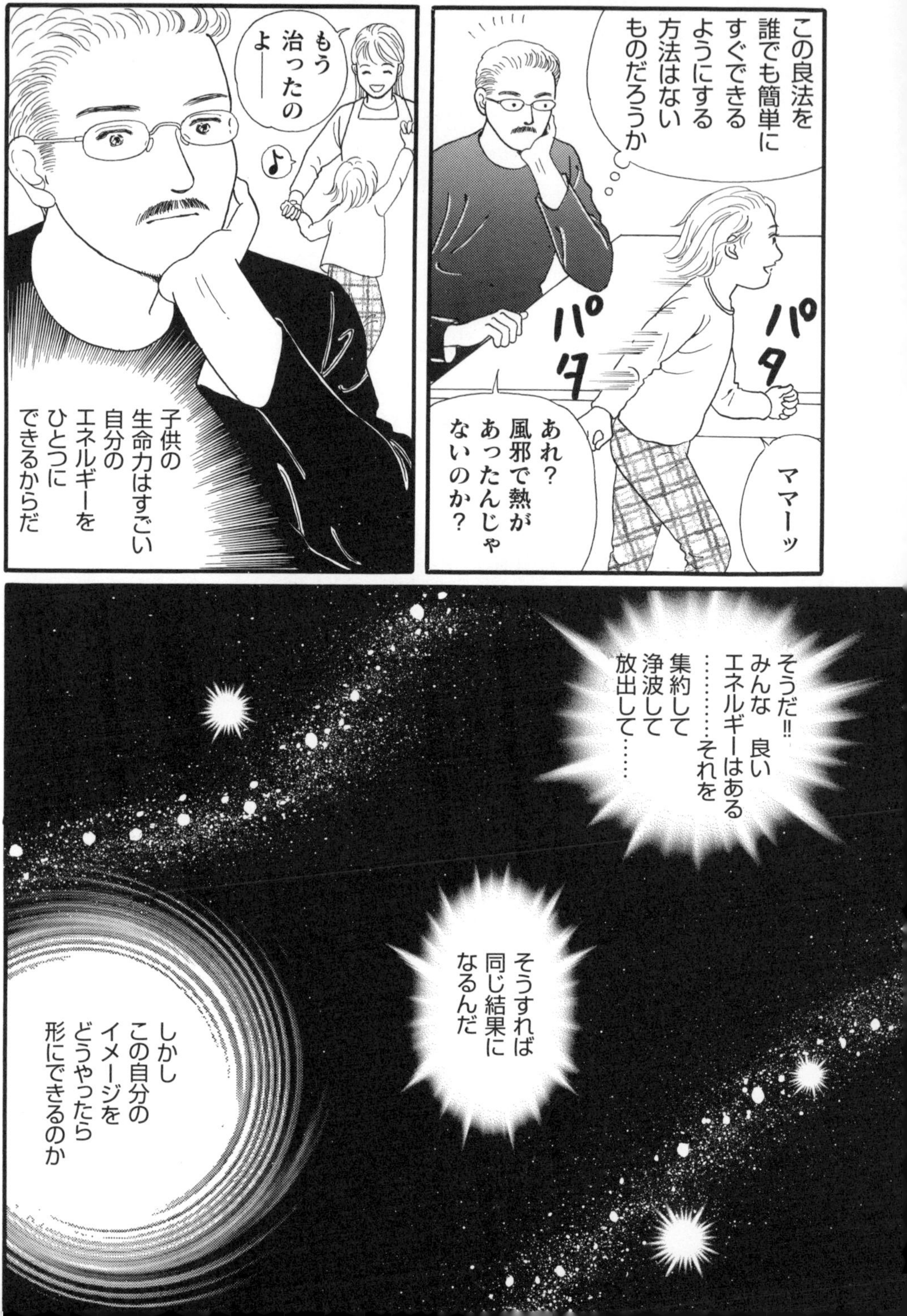
この良法を誰でも簡単にすぐできるようにする方法はないものだろうか
ママーッ
パタ
パタ
あれ？風邪で熱があったんじゃないのか？
もう治ったのよ――
♪
子供の生命力はすごい
自分のエネルギーをひとつにできるからだ
そうだ‼ みんな 良いエネルギーはある……それを集約して浄波して放出して……
そうすれば同じ結果になるんだ
しかしこの自分のイメージをどうやったら形にできるのか

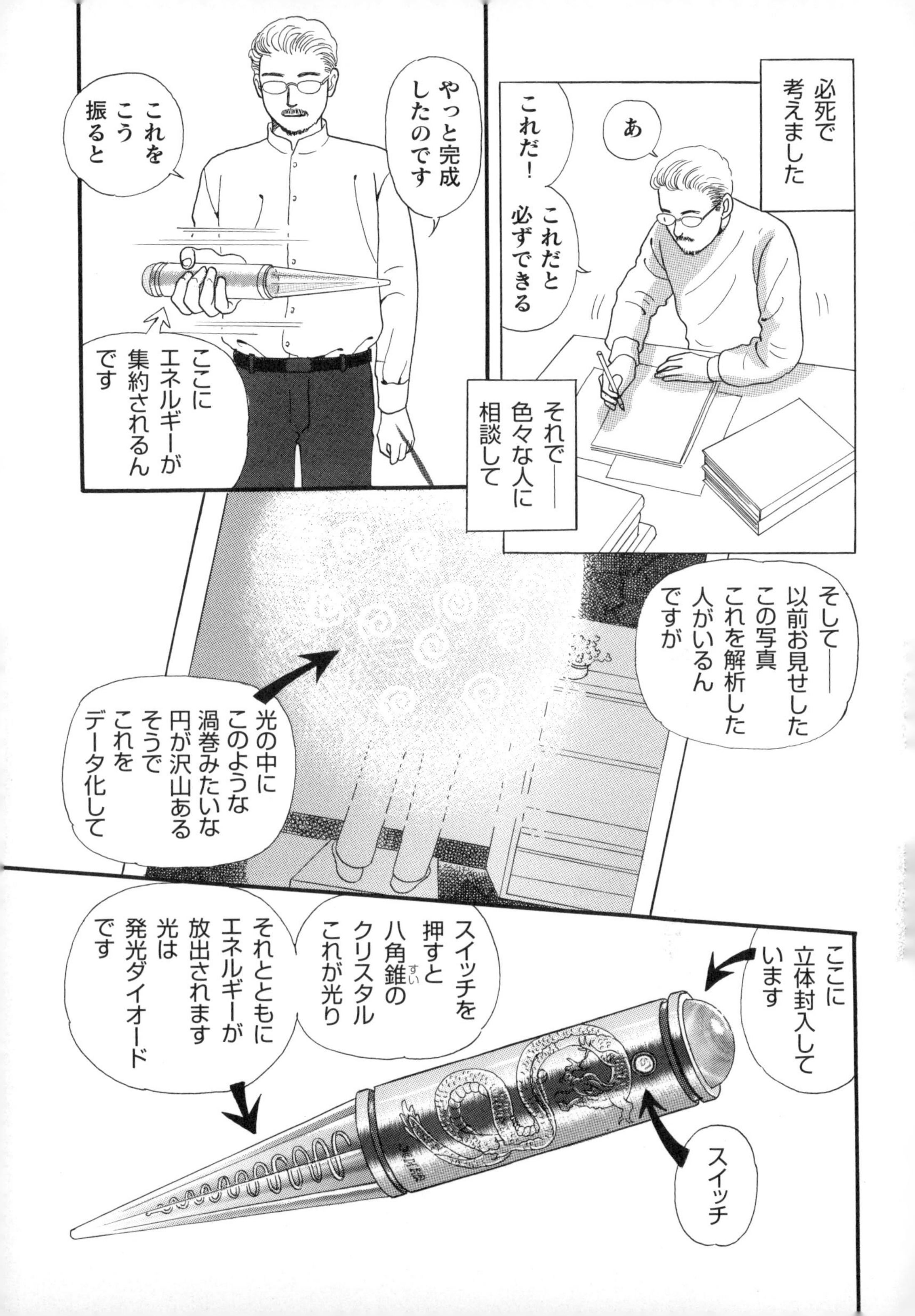
必死で考えました
あ
これだ!
これだと必ずできる
それで――色々な人に相談して
やっと完成したのです
これをこう振ると
ここにエネルギーが集約されるんです
そして――以前お見せしたこの写真これを解析した人がいるんですが
光の中にこのような渦巻みたいな円が沢山あるそうでこれをデータ化して
ここに立体封入しています
スイッチを押すと八角錐《すい》のクリスタルこれが光り
それとともにエネルギーが放出されます光は発光ダイオードです
スイッチ

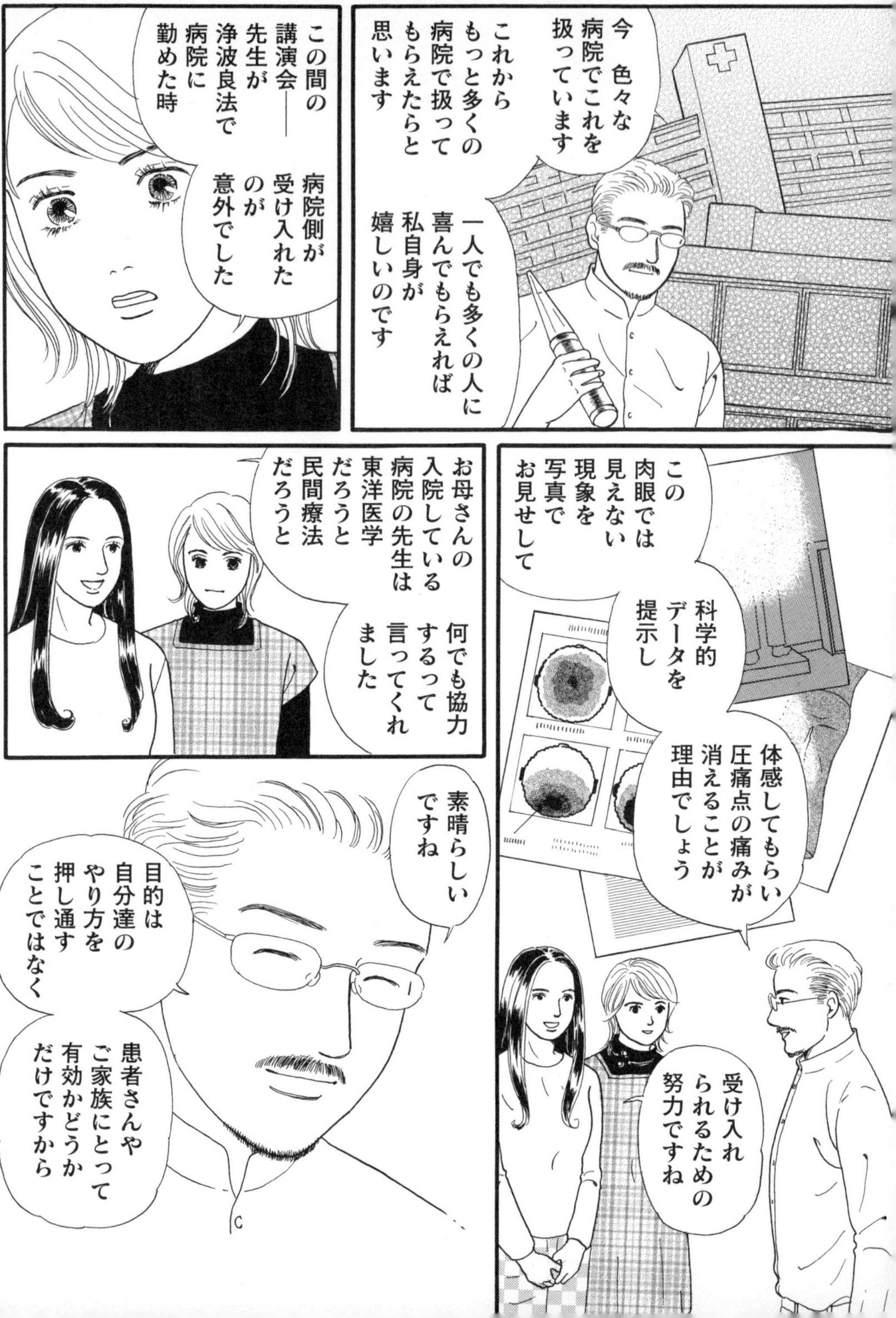
今　色々な病院でこれを扱っています
これからもっと多くの病院で扱ってもらえたらと思います
一人でも多くの人に喜んでもらえれば私自身が嬉しいのです
この間の講演会――先生が浄波良法で病院に勧めた時
病院側が受け入れたのが意外でした
この肉眼では見えない現象を写真でお見せして
科学的データを提示し
体感してもらい圧痛点の痛みが消えることが理由でしょう
受け入れられるための努力ですね
お母さんの入院している病院の先生は東洋医学だろうと民間療法だろうと
何でも協力するって言ってくれました
素晴らしいですね
目的は自分達のやり方を押し通すことではなく
患者さんやご家族にとって有効かどうかだけですから

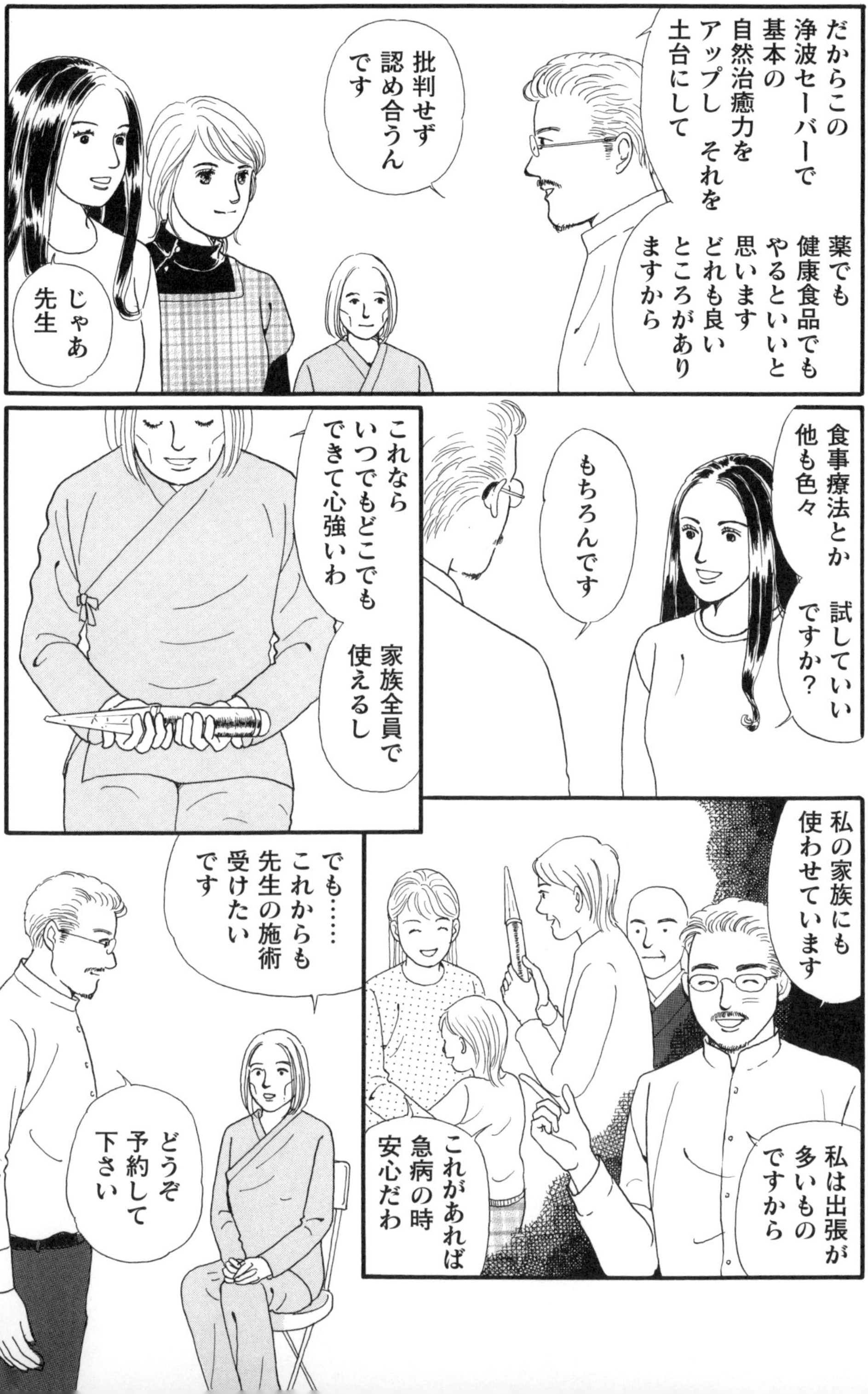
だからこの浄波セーバーで基本の自然治癒力をアップし　それを土台にして
薬でも健康食品でもやるといいと思います　どれも良いところがありますから
批判せず認め合うんです
じゃあ先生
食事療法とか他も色々　試していいですか？
もちろんです
これならいつでもどこでもできて心強いわ
家族全員で使えるし
私の家族にも使わせていますす
私は出張が多いものですから
これがあれば急病の時安心だわ
でも……これからも先生の施術受けたいです
どうぞ予約して下さい

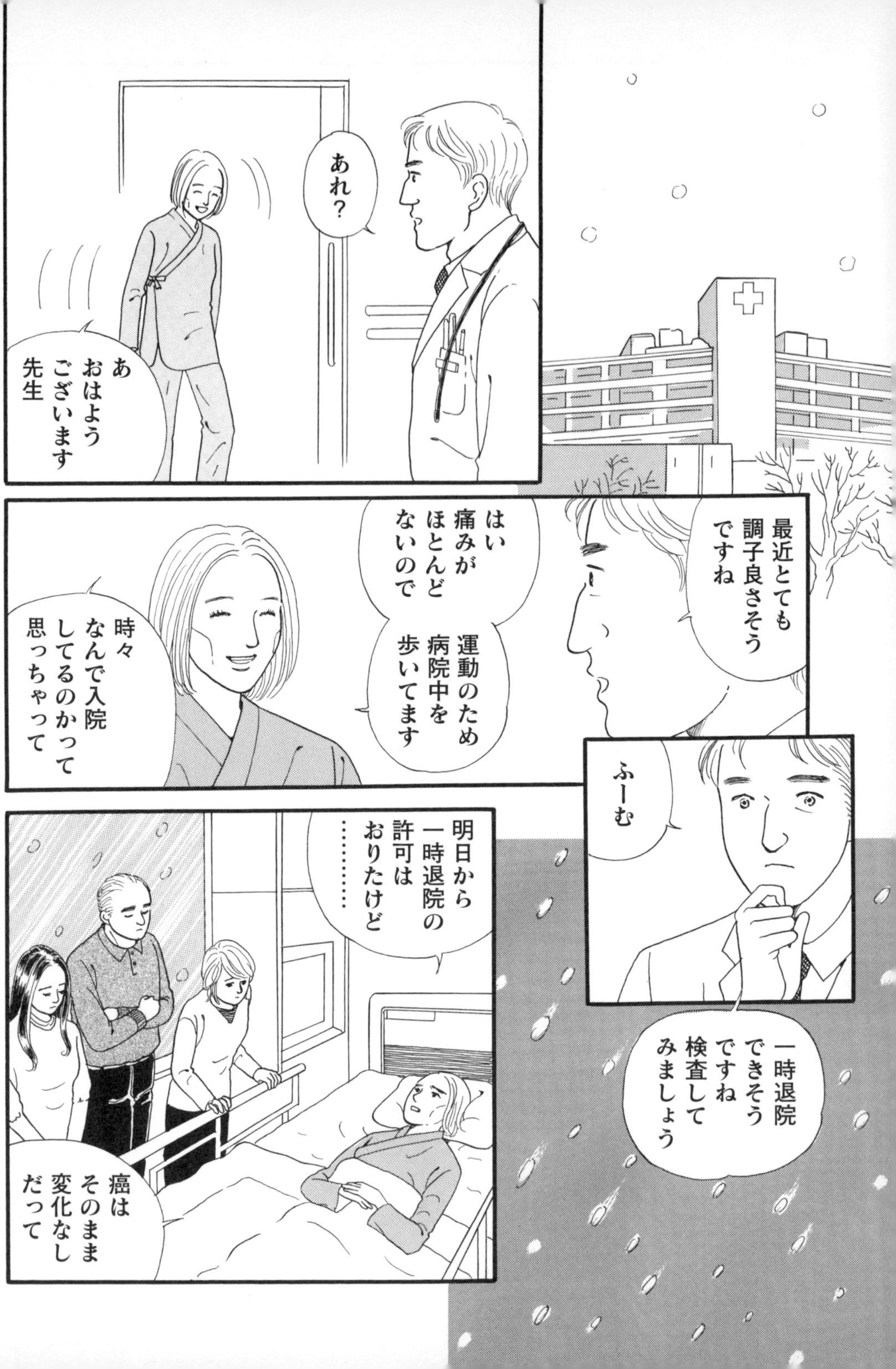
あれ？
あ おはようございます 先生
最近とても調子良さそうですね
はい 痛みがほとんどないので
運動のため病院中を歩いてます
時々 なんで入院してるのかって思っちゃって
ふーむ
一時退院できそうですね 検査してみましょう
明日から一時退院の許可はおりたけど……………
癌はそのまま変化なしだって

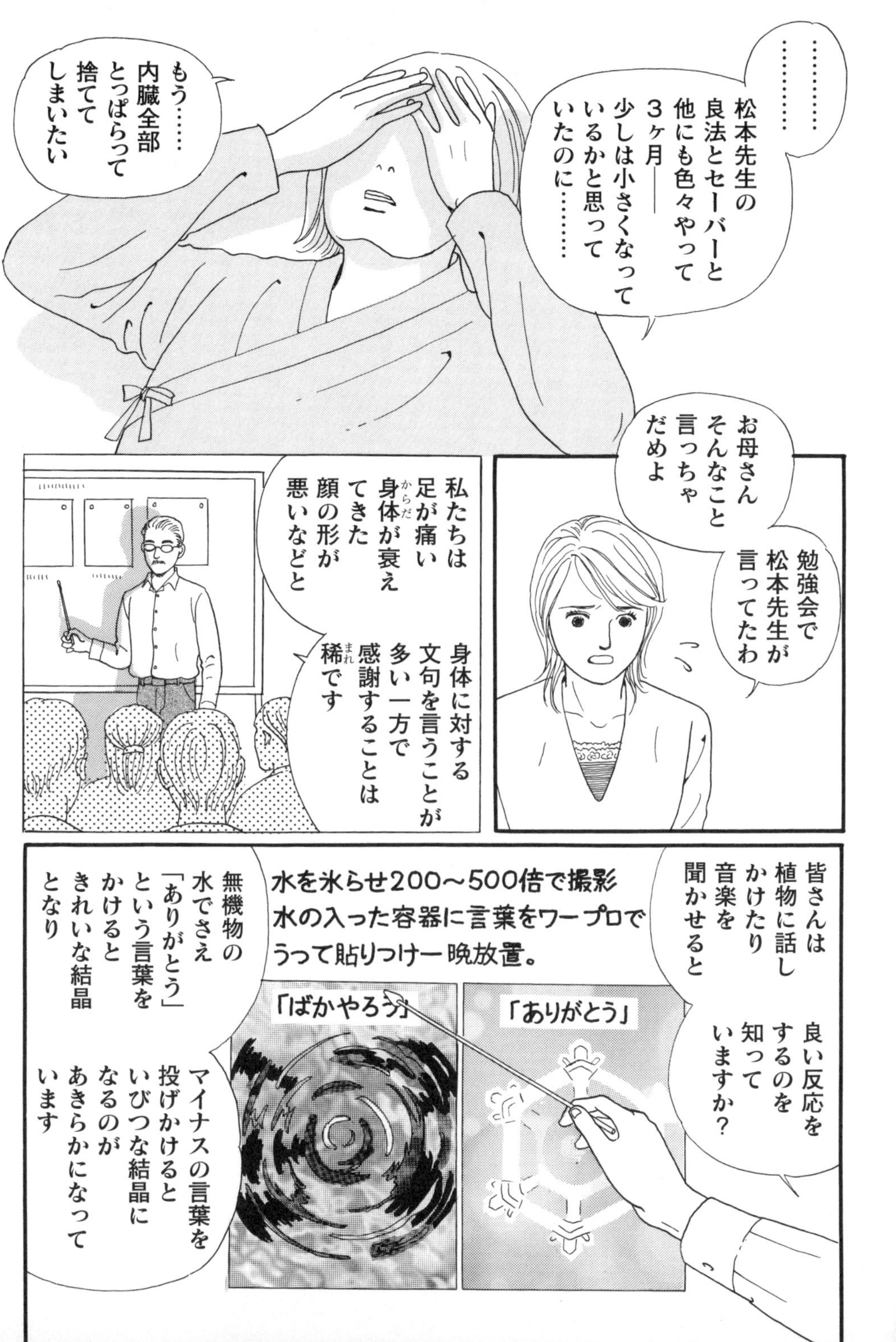
…………
松本先生の良法とセーバーと他にも色々やって３ヶ月——少しは小さくなっているかと思っていたのに………
もう……内臓全部とっぱらって捨ててしまいたい
お母さんそんなこと言っちゃだめよ
勉強会で松本先生が言ってたわ
私たちは足が痛い身体《からだ》が衰えてきた顔の形が悪いなどと
身体に対する文句を言うことが多い一方で感謝することは稀《まれ》です
皆さんは植物に話しかけたり音楽を聞かせると
良い反応をするのを知っていますか？
水を氷らせ200～500倍で撮影
水の入った容器に言葉をワープロでうって貼りつけ一晩放置。
「ありがとう」
「ばかやろう」
無機物の水でさえ「ありがとう」という言葉をかけるときれいな結晶となり
マイナスの言葉を投げかけるといびつな結晶になるのがあきらかになっています

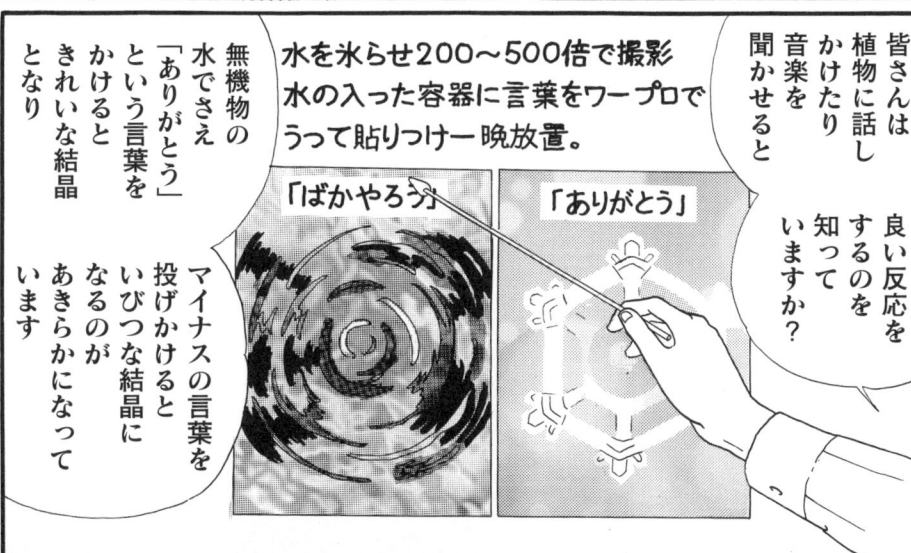

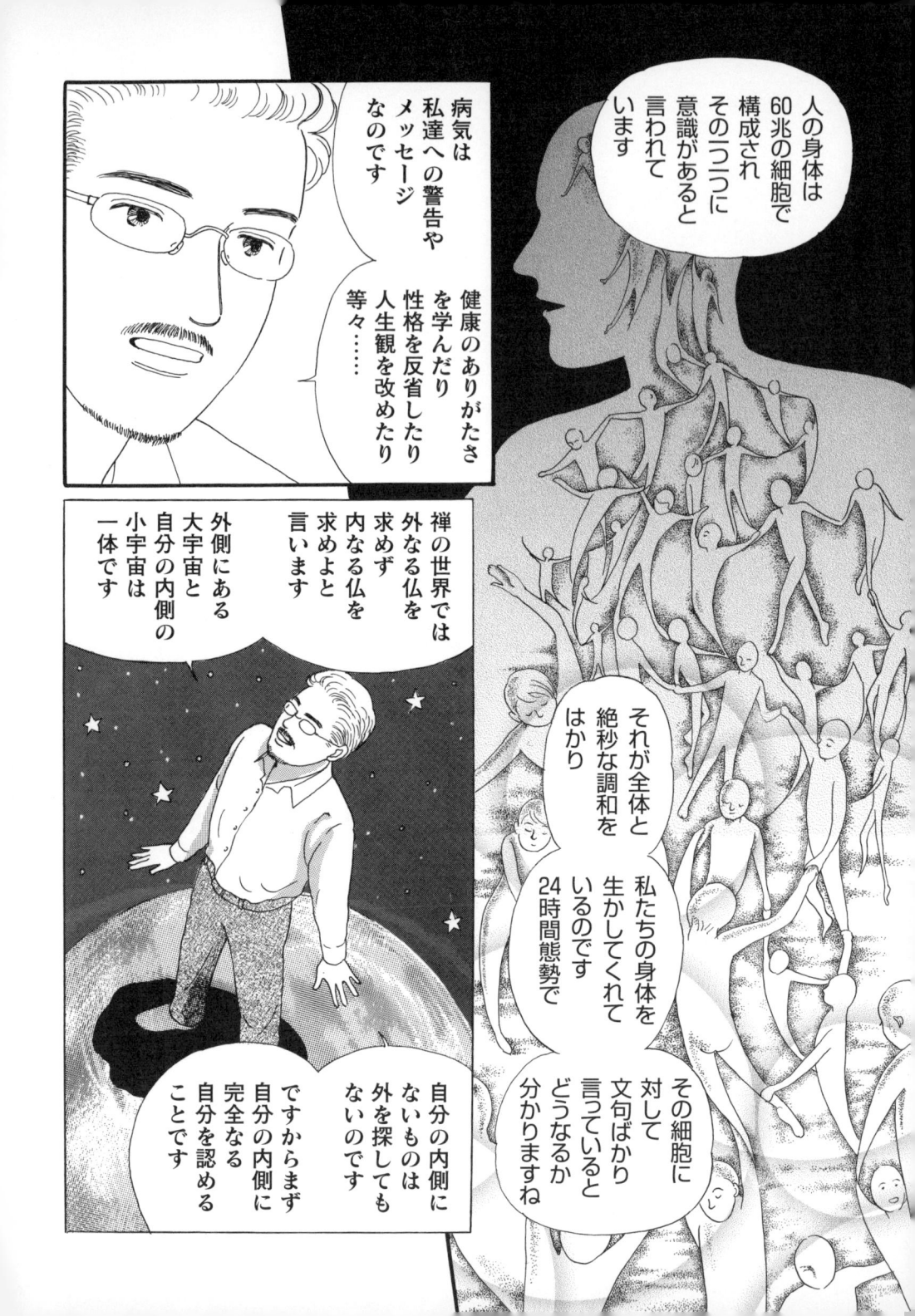

人の身体は60兆の細胞で構成されその一つ一つに意識があると言われています
それが全体と絶妙な調和をはかり
私たちの身体を生かしてくれているのです24時間態勢で
その細胞に対して文句ばかり言っているとどうなるか分かりますね
病気は私達への警告やメッセージなのです
健康のありがたさを学んだり性格を反省したり人生観を改めたり等々……
禅の世界では外なる仏を求めず内なる仏を求めよと言います
外側にある大宇宙と自分の内側の小宇宙は一体です
自分の内側にないものは外を探してもないのです
ですからまず自分の内側に完全なる自分を認めることです

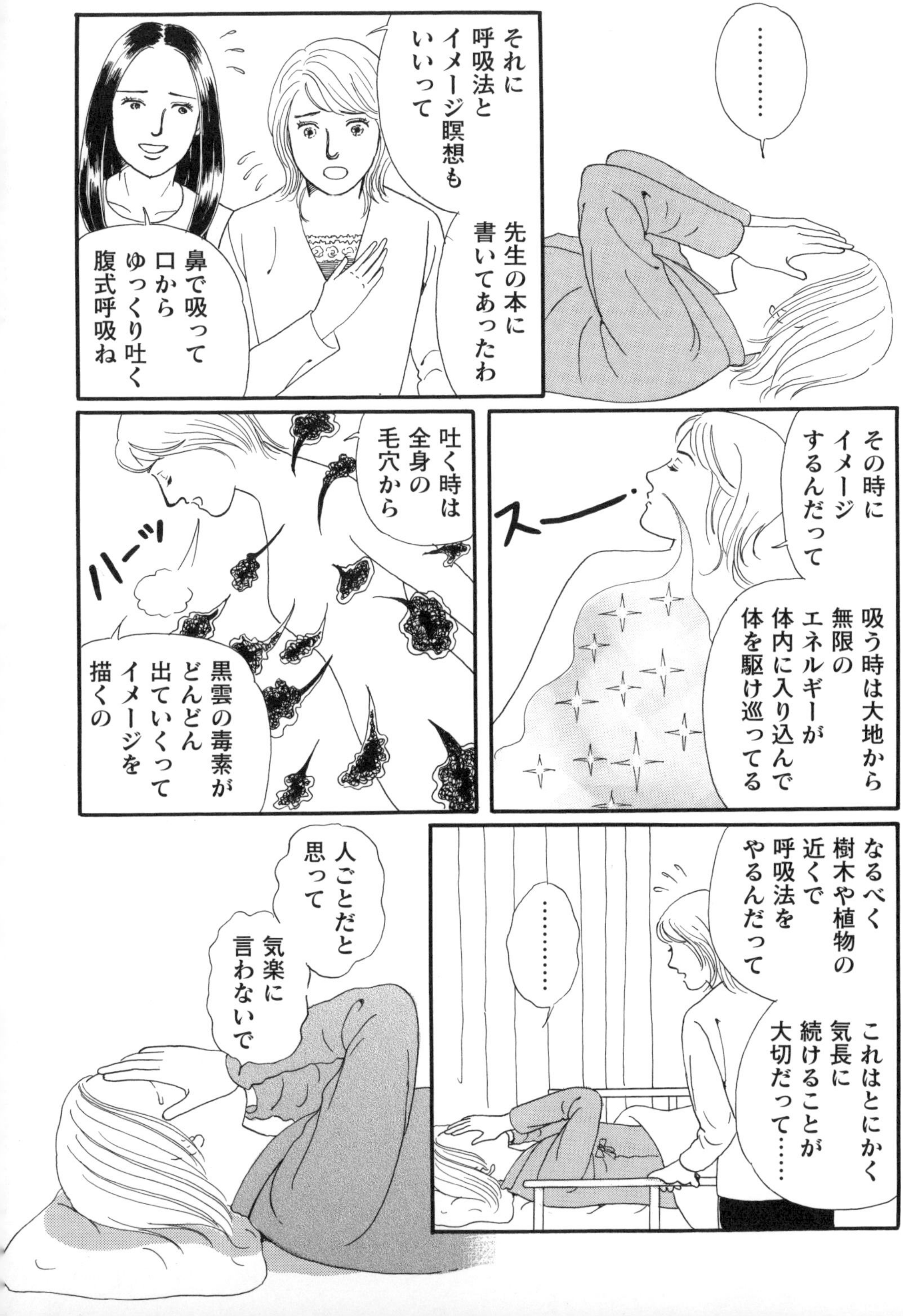
…………
それに呼吸法とイメージ瞑想もいいって
先生の本に書いてあったわ
鼻で吸って口からゆっくり吐く腹式呼吸ね
その時にイメージするんだって
スー…
吸う時は大地から無限のエネルギーが体内に入り込んで体を駆け巡ってる
吐く時は全身の毛穴から
ハーッ
黒雲の毒素がどんどん出ていくってイメージを描くの
なるべく樹木や植物の近くで呼吸法をやるんだって
これはとにかく気長に続けることが大切だって……
…………
人ごとだと思って
気楽に言わないで

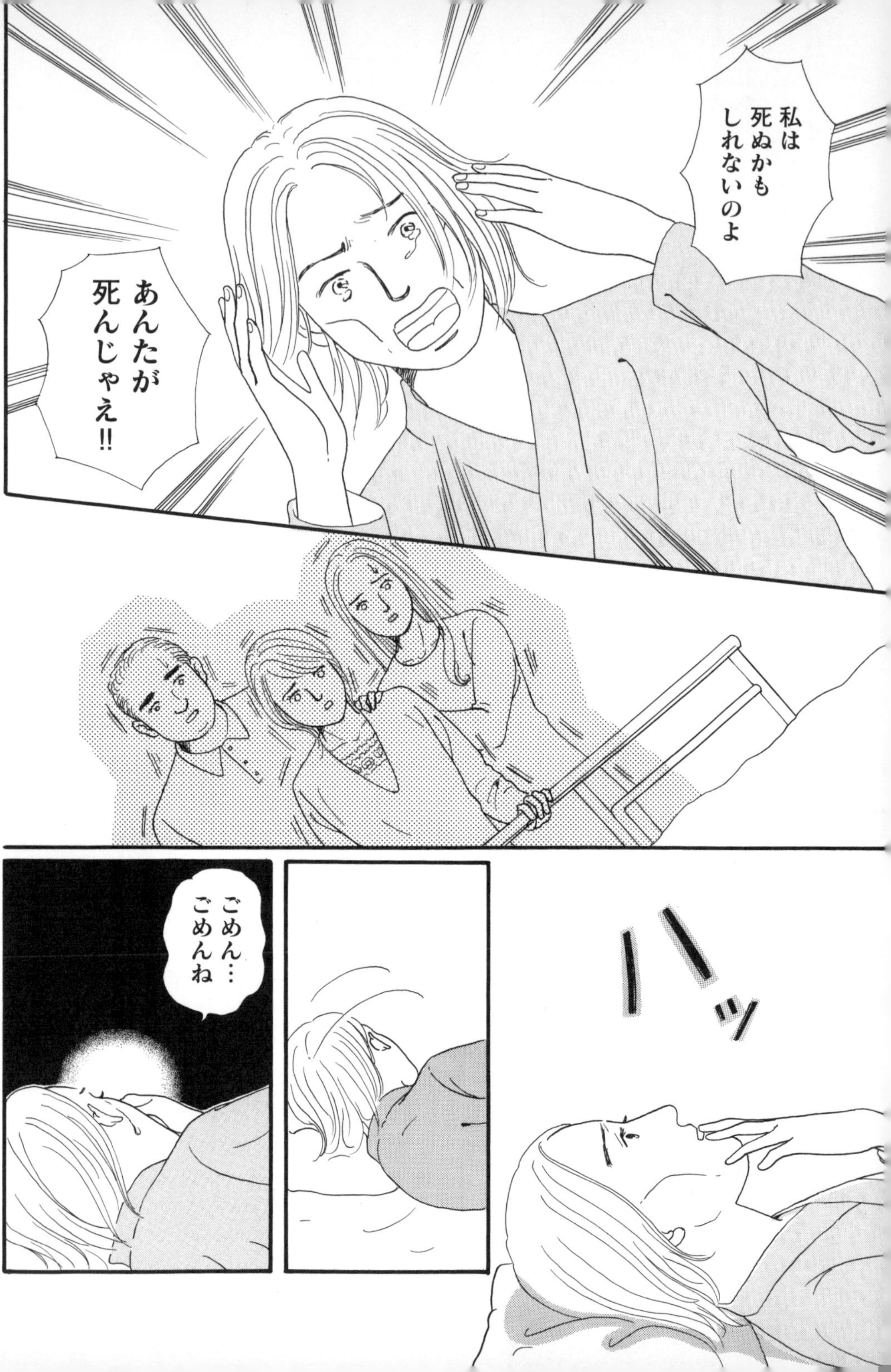
私は死ぬかもしれないのよ
あんたが死んじゃえ!!
ハッ
ごめん…ごめんね

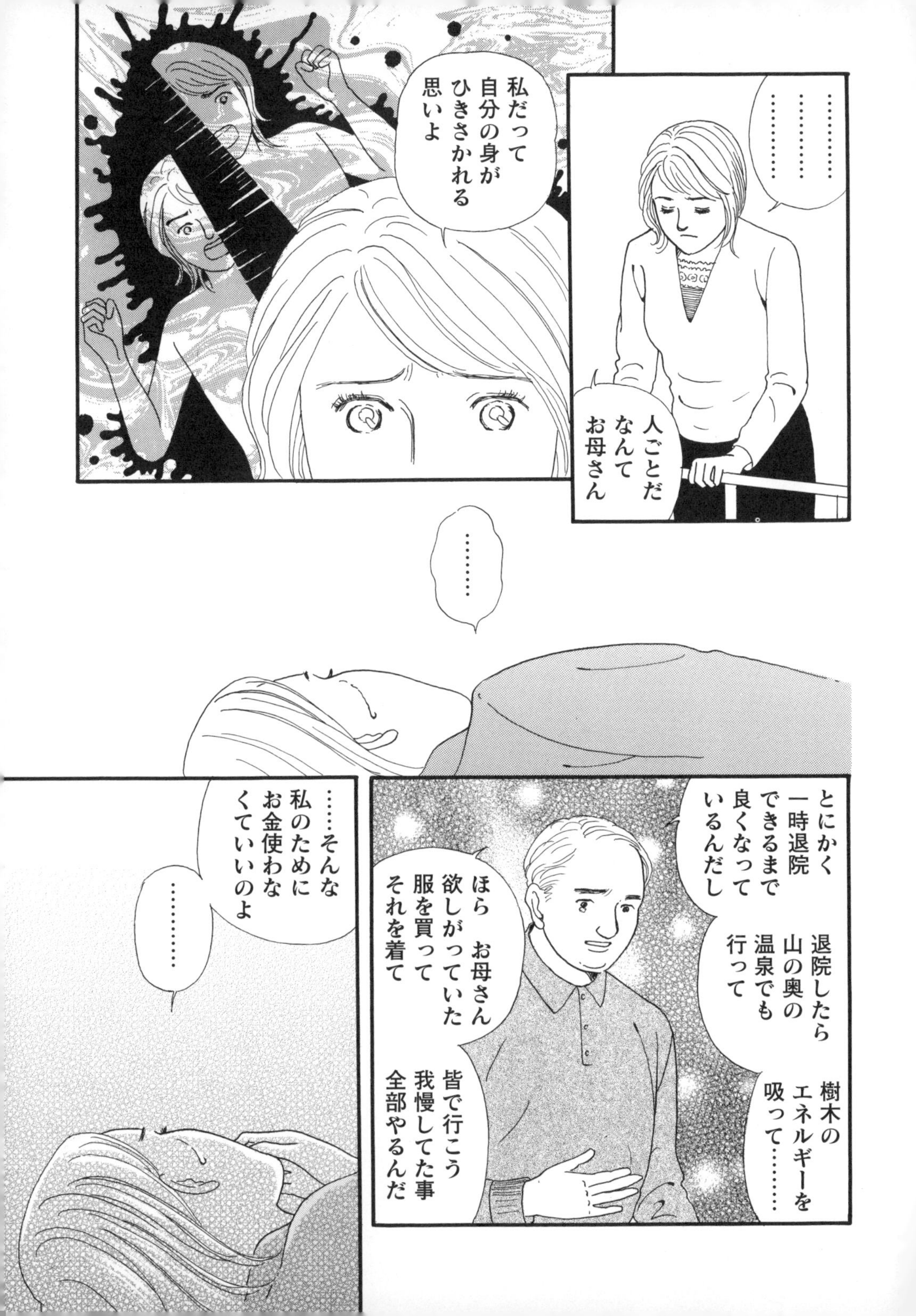
…………
…………
人ごとだ
なんて
お母さん
私だって
自分の身が
ひきさかれる
思いよ
…………
とにかく
一時退院
できるまで
良くなって
いるんだし
退院したら
山の奥の
温泉でも
行って
樹木の
エネルギーを
吸って……
ほら　お母さん
欲しがっていた
服を買って
それを着て
皆で行こう
我慢してた事
全部やるんだ
……そんな
私のために
お金使わな
くていいのよ
…………

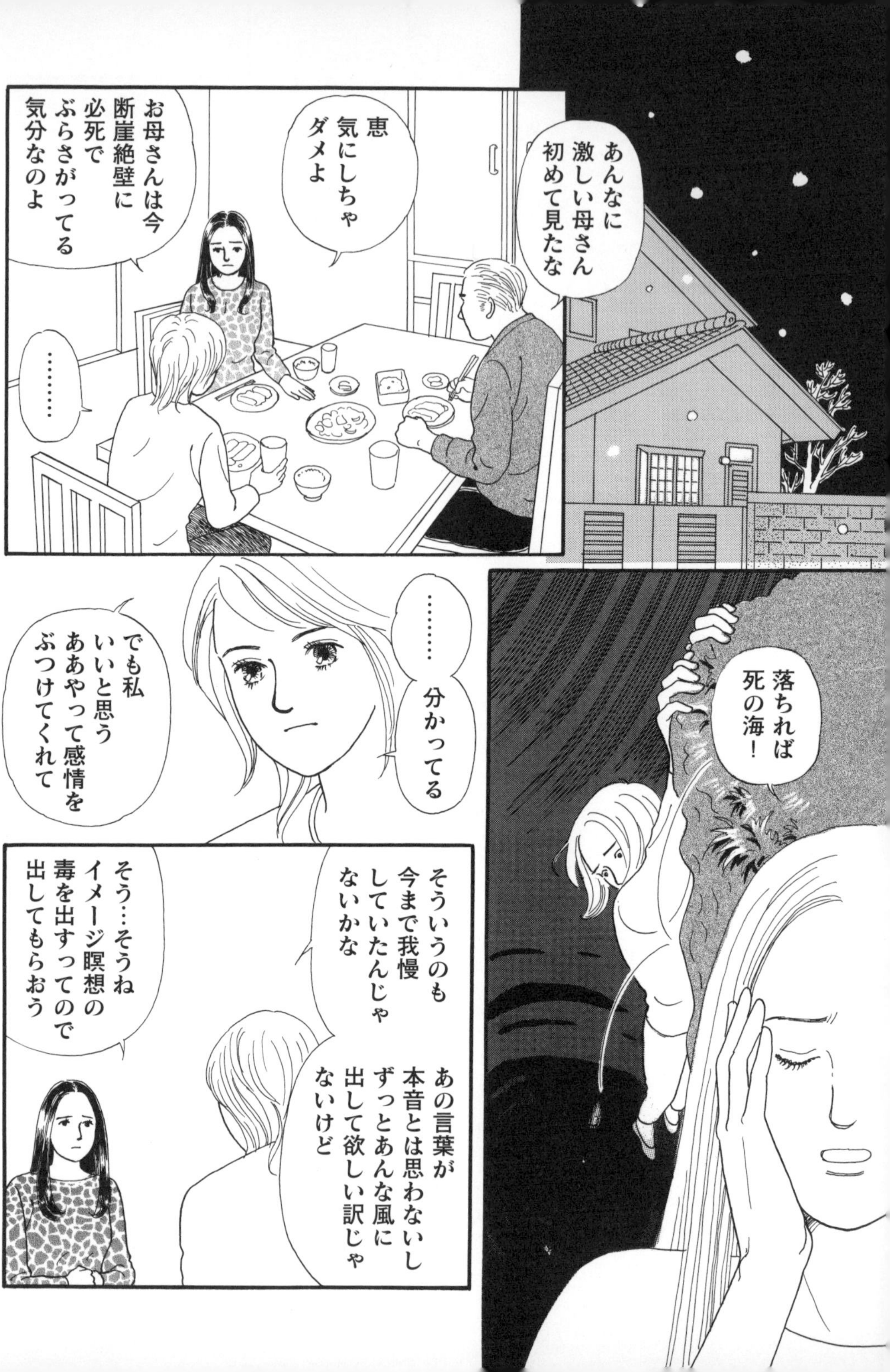

あんなに激しい母さん初めて見たな
恵 気にしちゃダメよ
お母さんは今断崖絶壁に必死でぶらさがってる気分なのよ
………
落ちれば死の海！
………
分かってる
でも私 いいと思う ああやって感情をぶつけてくれて
あの言葉が本音とは思わないし ずっとあんな風に出して欲しい訳じゃないけど
そういうのも今まで我慢していたんじゃないかな
そう…そうね イメージ瞑想の毒を出すってので出してもらおう

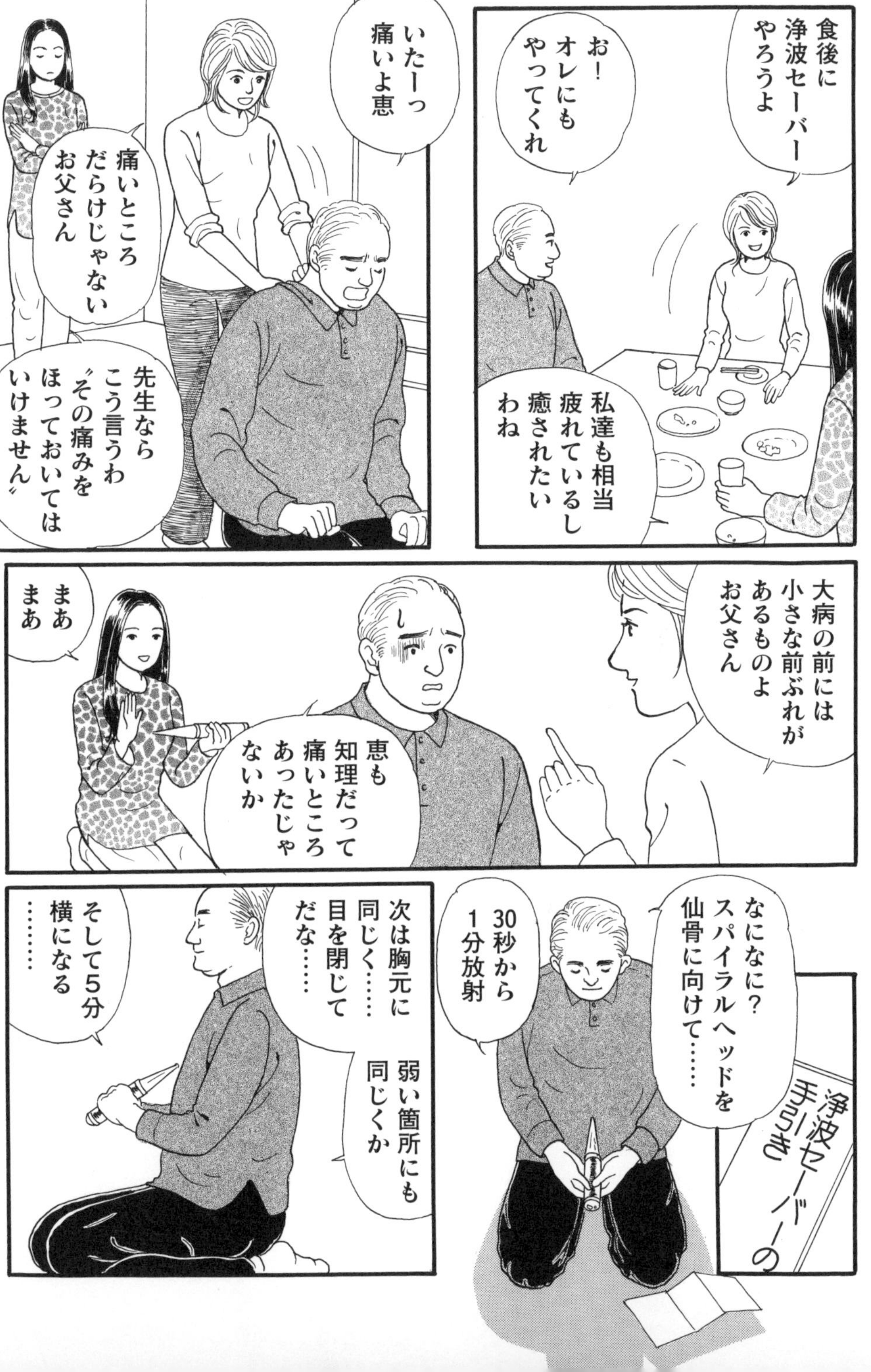

食後に浄波セーバーやろうよ
お！オレにもやってくれ
私達も相当疲れているし癒されたいわね
いたーっ痛いよ恵
痛いところだらけじゃないお父さん
先生ならこう言うわ〝その痛みをほっておいてはいけません〟
大病の前には小さな前ぶれがあるものよお父さん
恵も知理だって痛いところあったじゃないか
まあまあ
浄波セーバーの手引き
なになに？スパイラルヘッドを仙骨に向けて……
30秒から1分放射
次は胸元に同じく……目を閉じてだな……
弱い箇所にも同じくか
そして5分横になる………

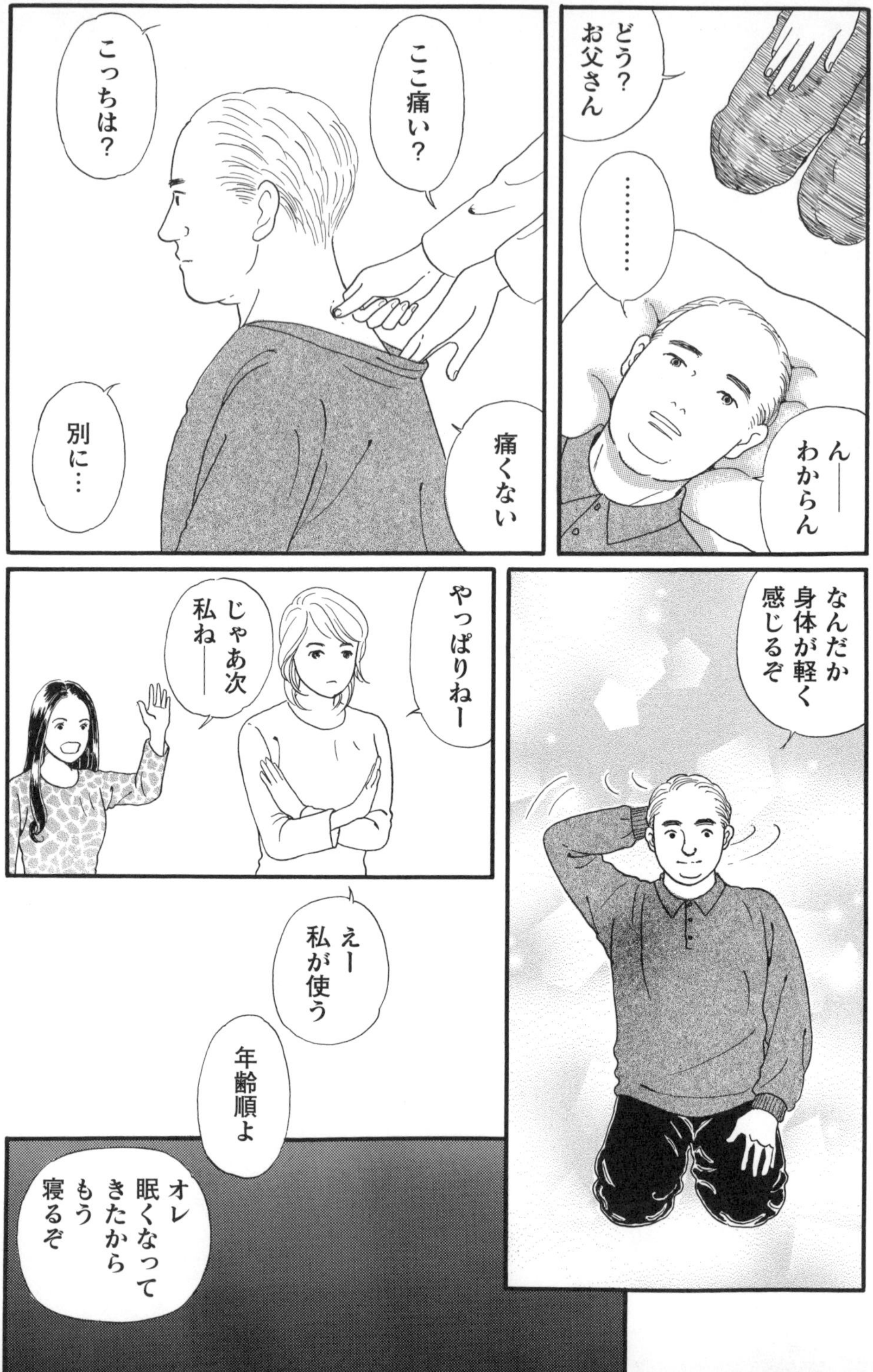
どう？お父さん
…………
ん――わからん
ここ痛い？
こっちは？
痛くない
別に…
なんだか身体が軽く感じるぞ
やっぱりねー
じゃあ次私ね――
えー私が使う
年齢順よ
オレ眠くなってきたからもう寝るぞ

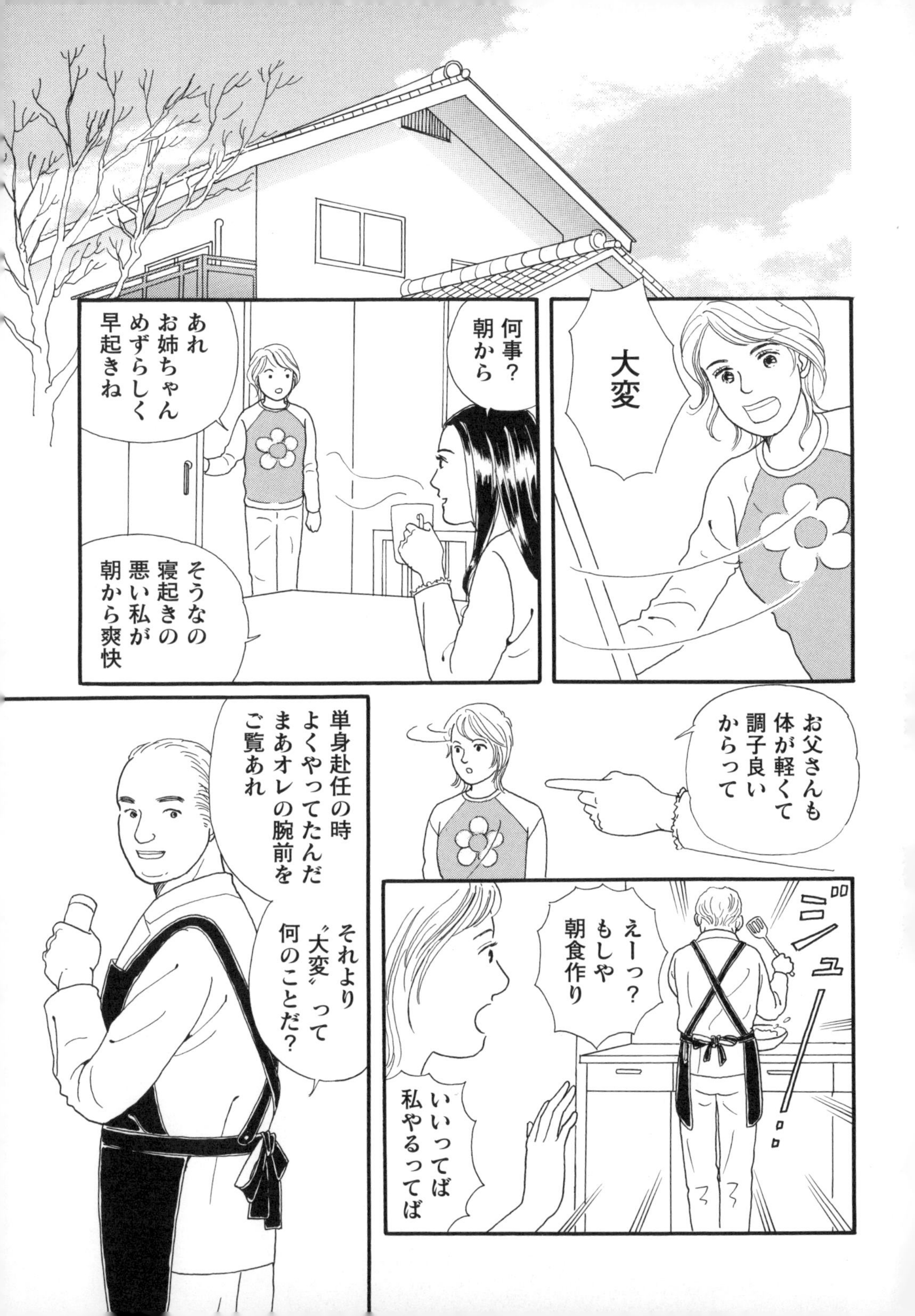
大変
何事？朝から
あれ お姉ちゃん めずらしく 早起きね
そうなの 寝起きの 悪い私が 朝から爽快
お父さんも 体が軽くて 調子良い からって
ジュー!!
えーっ？ もしや 朝食作り
いいってば 私やるってば
単身赴任の時 よくやってたんだ まあオレの腕前を ご覧あれ
それより 〝大変〟って 何のことだ？

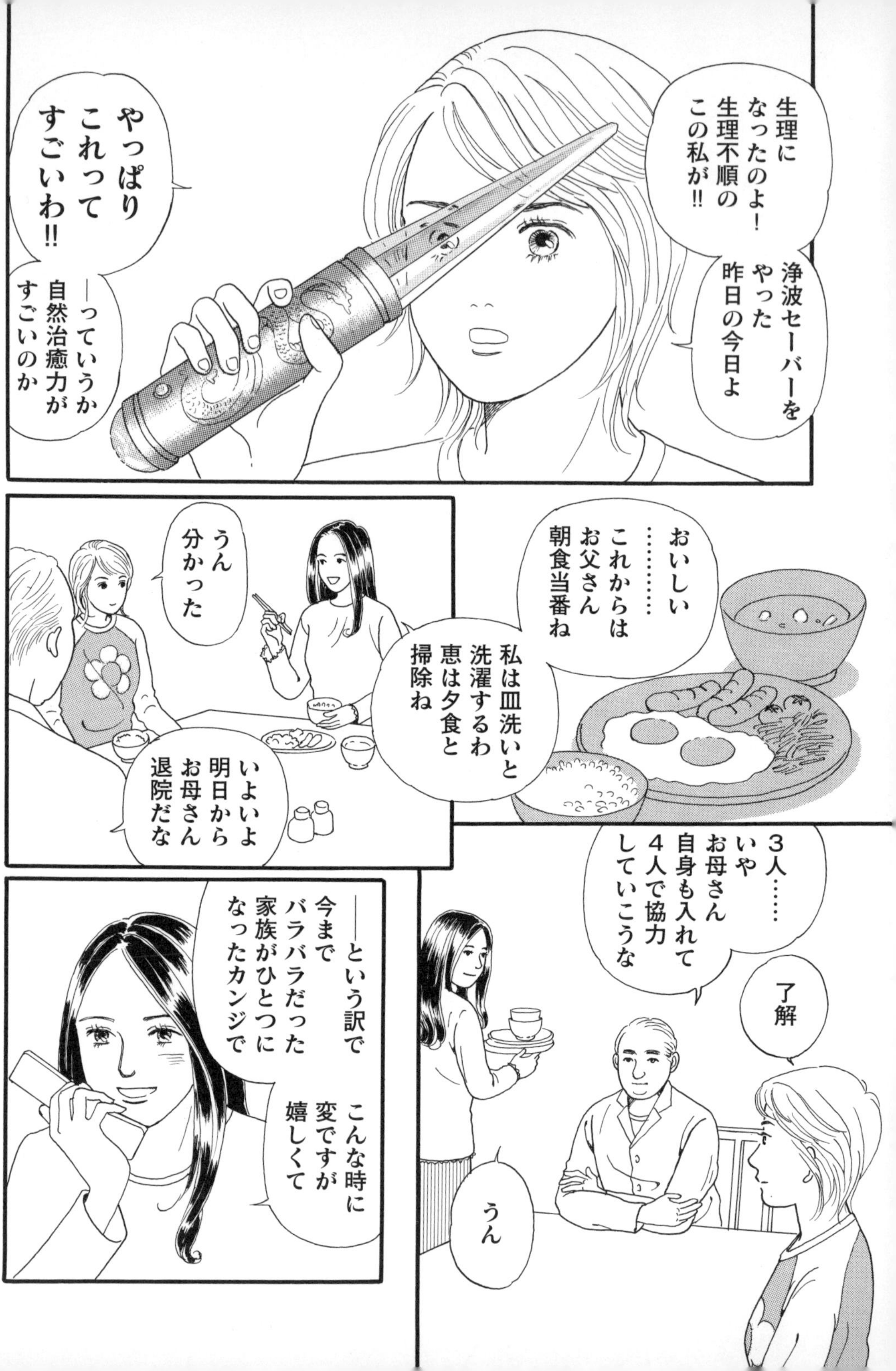
生理になったのよ！ 生理不順のこの私が!!
浄波セーバーをやった昨日の今日よ
やっぱりこれってすごいわ!!
—っていうか自然治癒力がすごいのか
おいしい………これからはお父さん朝食当番ね
私は皿洗いと洗濯するわ恵は夕食と掃除ね
うん分かった
いよいよ明日からお母さん退院だな
3人……いやお母さん自身も入れて4人で協力していこうな
了解
うん
——という訳で今までバラバラだった家族がひとつになったカンジで
こんな時に変ですが嬉しくて

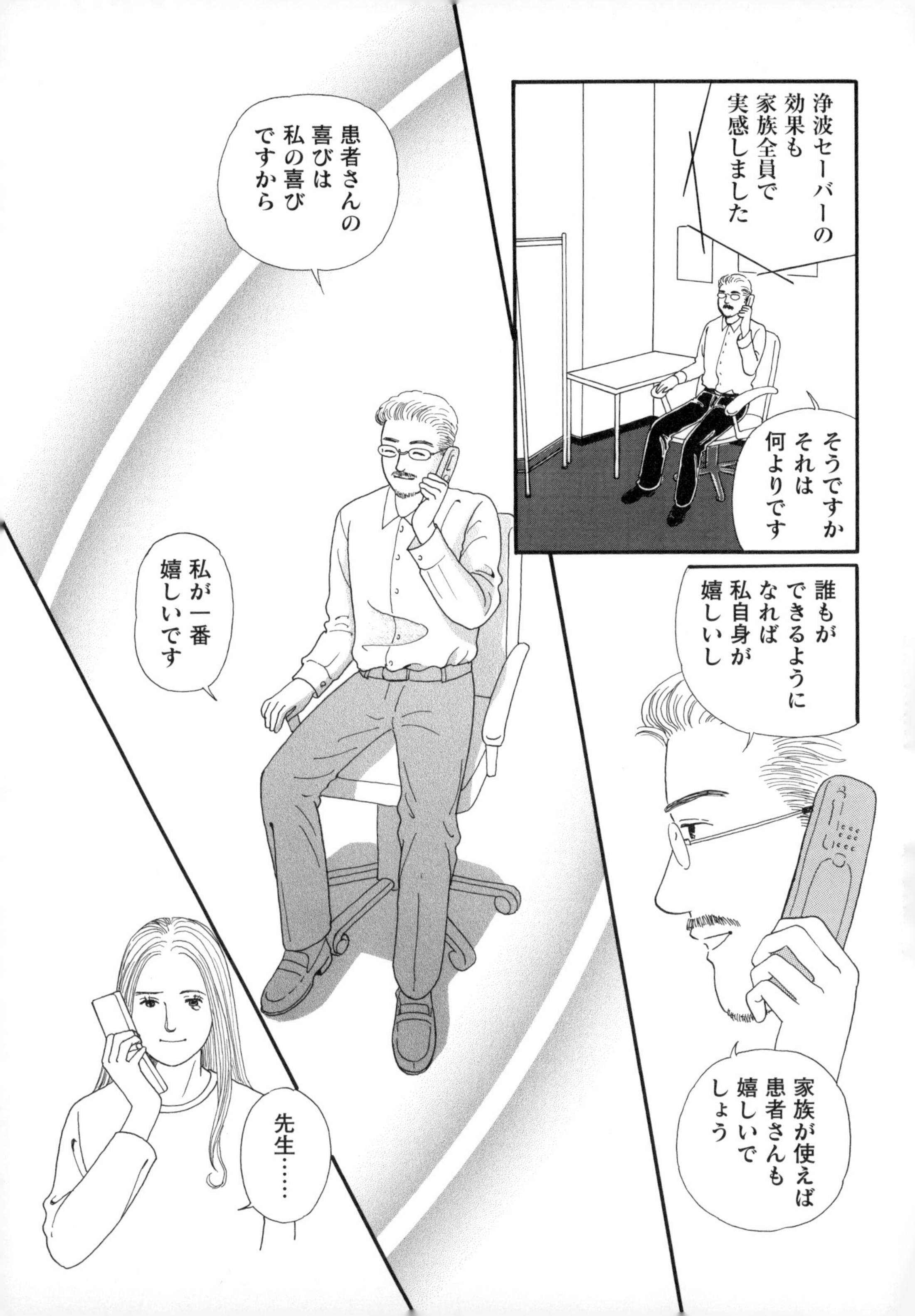
浄波セーバーの効果も家族全員で実感しました
そうですかそれは何よりです
誰もができるようになれば私自身が嬉しいし
家族が使えば患者さんも嬉しいでしょう
患者さんの喜びは私の喜びですから
私が一番嬉しいです
先生……

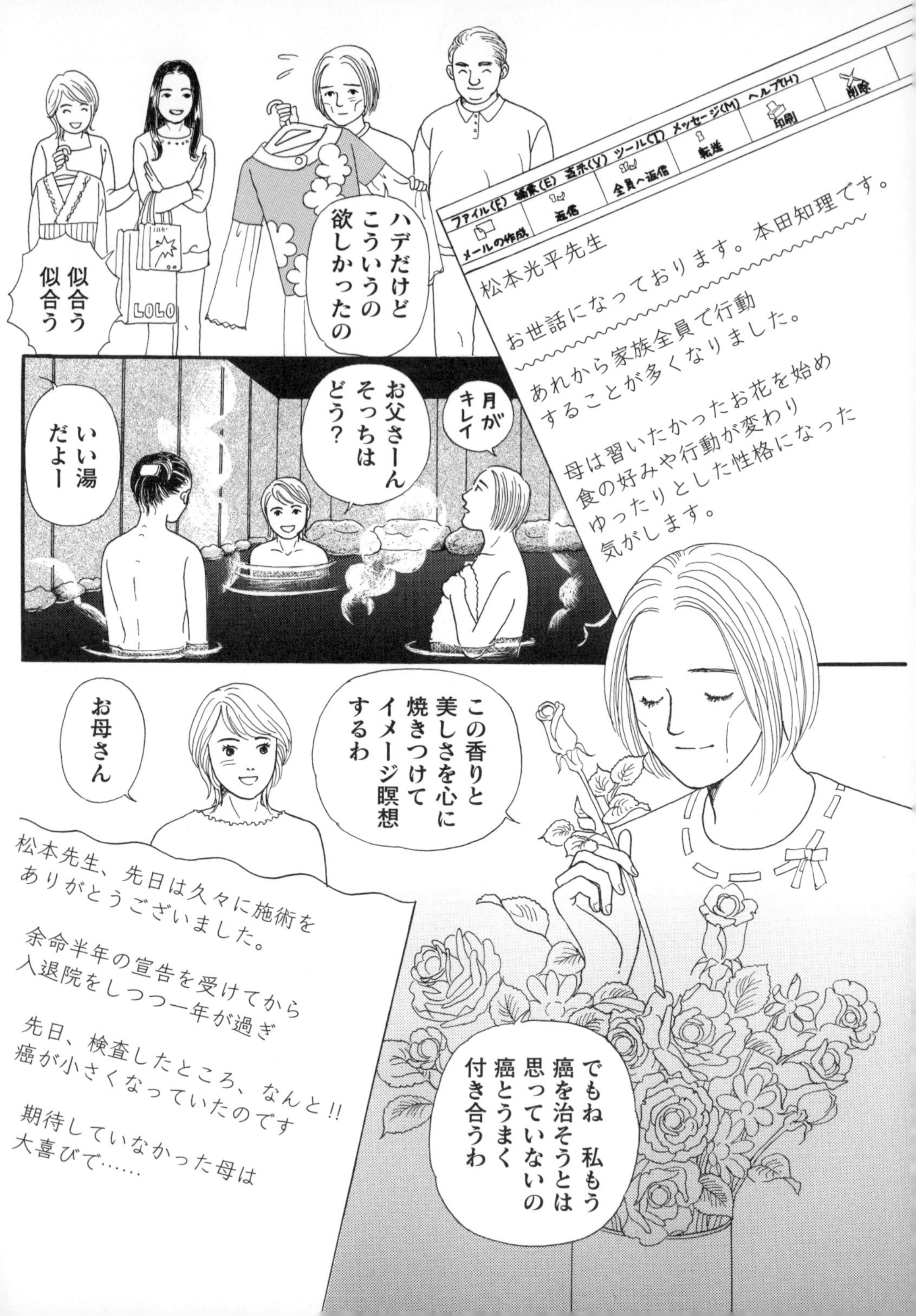
ファイル(F) 編集(E) 表示(V) ツール(T) メッセージ(M) ヘルプ(H)
メールの作成 返信 全員へ返信 転送 印刷 削除
松本光平先生
お世話になっております。本田知理です。
あれから家族全員で行動することが多くなりました。
母は習いたかったお花を始め食の好みや行動が変わりゆったりとした性格になった気がします。
ハデだけどこういうの欲しかったの
似合う似合う
LOLO
月がキレイ
お父さーんそっちはどう?
いい湯だよー
この香りと美しさを心に焼きつけてイメージ瞑想するわ
お母さん
松本先生、先日は久々に施術をありがとうございました。
余命半年の宣告を受けてから入退院をしつつ一年が過ぎ
先日、検査したところ、なんと!!癌が小さくなっていたのです
期待していなかった母は大喜びで……
でもね 私もう癌を治そうとは思っていないの 癌とうまく付き合うわ

え？ え？
先生 今
何て
おっしゃったん
ですか？
これが一年前
全体に癌が
小さくなった
頃のもの
そしてこれが
ついこの間の
結果です
大腸にある
癌を一つ
のこして
後は消えて
いるのです
私も長く
癌治療に
携わって
きましたが
これは
めずらしい
症例です
この最後の
一つも
小さくなって
いますので
手術が
可能です
すぐに摘出
しましょう
同意書に
サインをして
提出して下さい
は…
はい!!

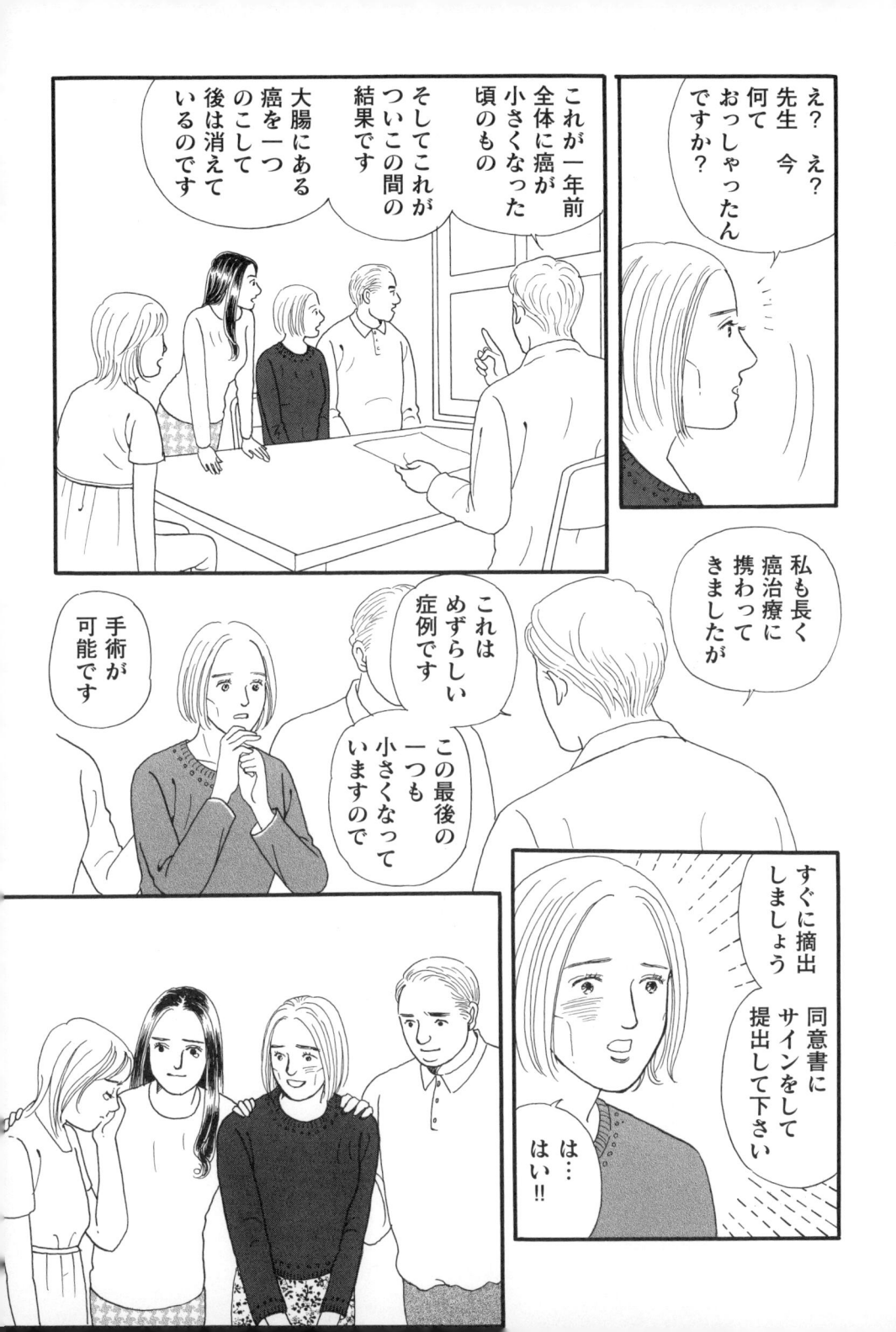

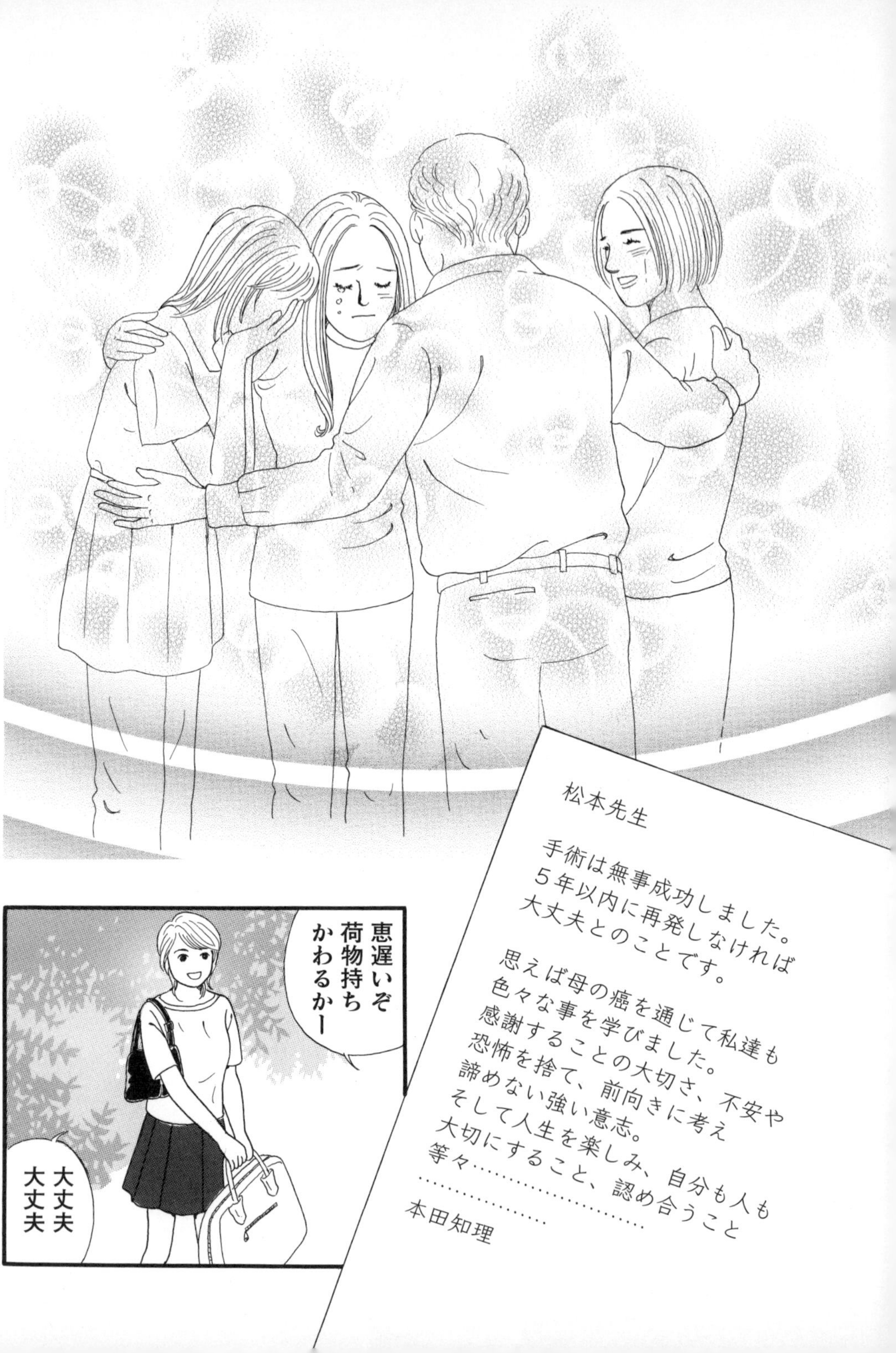
松本先生
手術は無事成功しました。
5年以内に再発しなければ
大丈夫とのことです。
思えば母の癌を通じて私達も
色々な事を学びました。
感謝することの大切さ、不安や
恐怖を捨て、前向きに考え
諦めない強い意志。
そして人生を楽しみ、自分も人も
大切にすること、認め合うこと
等々……………………
………………
本田知理
恵遅いぞ荷物持ちかわるかー
大丈夫大丈夫

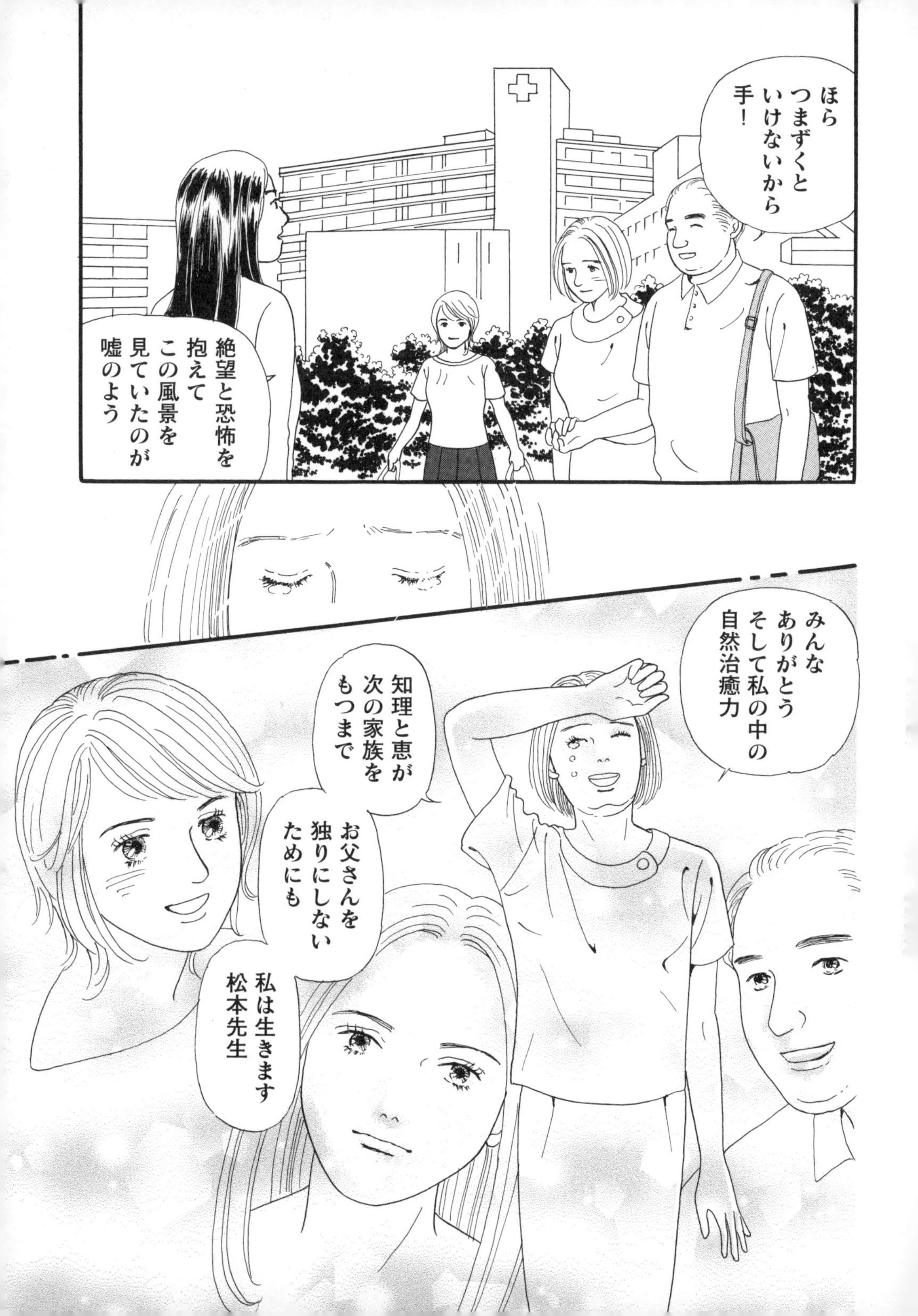
ほら
つまずくと
いけないから
手!
絶望と恐怖を
抱えて
この風景を
見ていたのが
嘘のよう
みんな
ありがとう
そして私の中の
自然治癒力
知理と恵が
次の家族を
もつまで
お父さんを
独りにしない
ためにも
私は生きます
松本先生

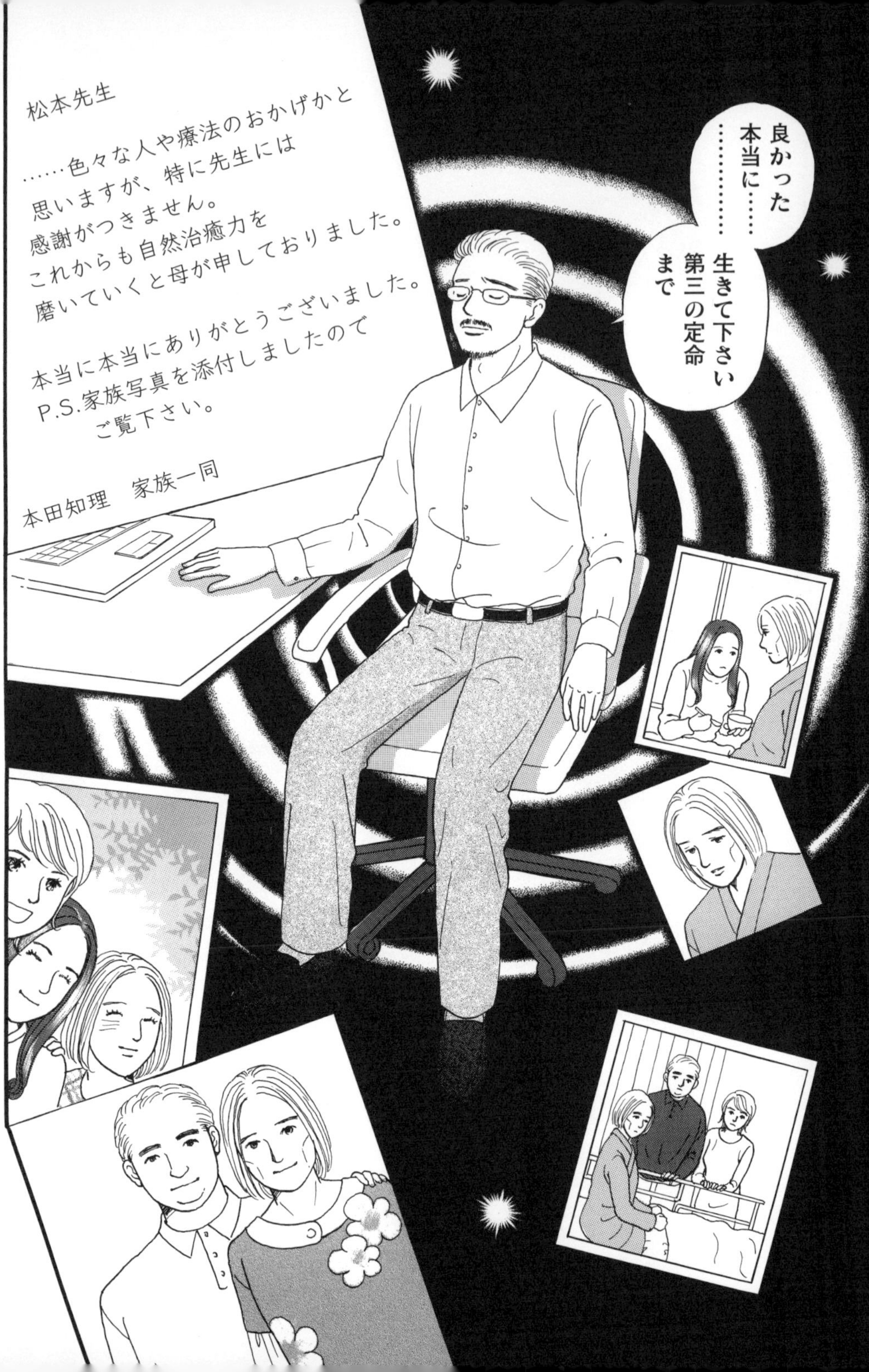
松本先生
……色々な人や療法のおかげかと
思いますが、特に先生には
感謝がつきません。
これからも自然治癒力を
磨いていくと母が申しておりました。
本当に本当にありがとうございました。
P.S.家族写真を添付しましたので
ご覧下さい。
本田知理　家族一同
良かった本当に……
……生きて下さい第三の定命まで

★対談★

浄波良法は医療の中でどう生かされているか

松本光平　浄波良法主宰
郷《ごう》　仁《めぐみ》　郷外科医院院長／江別医師会理事

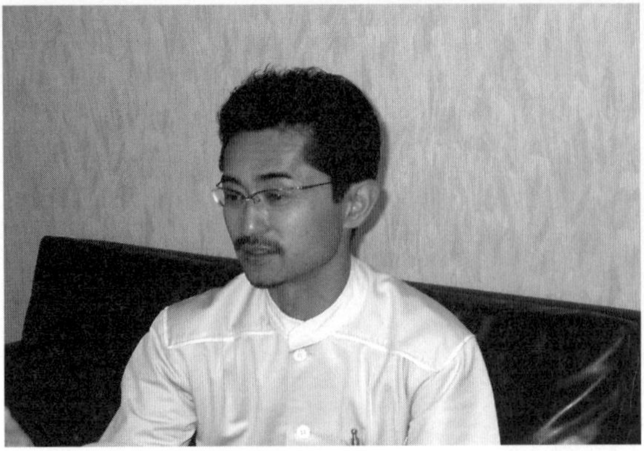

■松本光平（まつもとこうへい）
浄波良法を主宰。

ミトコンドリアの活性化が自然治癒力を高める

松本　本日は、私が普段からお手伝いをさせていただいている郷外科医院院長の郷先生と、自然治癒力や浄波良法についてお話ししたいと思っております。郷先生、よろしくお願いします。

郷　こちらこそ。

松本　さっそくですが、先生は現在開業医としてご活躍されていますが、もともと医学の世界に入られた動機はなんだったのですか？

郷　そうですね。医学部に進みたいと思ったのは、医者になりたいというよりも、人間というのがどういう生き物なのか、

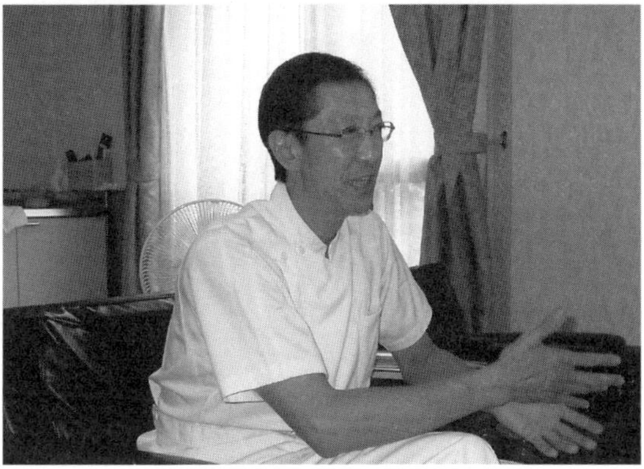
■郷仁（ごうめぐみ）
郷外科医院院長。

総合的に知りたいと思ったからなんです。大学は岩手県にある岩手医大で学びましたが、卒業したらすぐに北海道に帰ってきました。そして、一番忙しい病院でたくさんの症例を見たいと思って、帯広厚生病院、恵佑会札幌病院、北海道大学付属病院などで働きました。おもにガンの外科医として7年くらい働き、その後、父の病院を手伝おうと決めてから、いわゆる〝町医者〟としての人生がスタートし、現在に至っています。

松本　先生は、常日頃から「自然治癒力」という言葉をよく口にされていらっしゃいますね。

郷　ええ。町医者をやると決心したとき、どうせやるのであれば最高の町医者になりたいと思いました。しかし、その方法がわからなかった。何が最高の町医者なのか、それを求め続けた結果、自然治癒力を全開にすることを目標とするよう

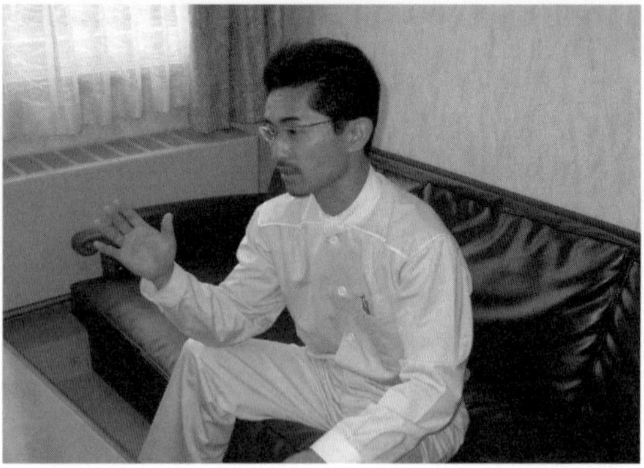

になったのです。

松本　私もその点では全く先生と同意見で、人が本来持っている自然治癒力を引き出すための療法を追求した結果、浄波良法に至りました。

郷　そう、人間には本来、計りしれないほどの自然治癒力や抵抗力が備わっています。私は、消化器・呼吸器・循環器外科・内科医療に加えて、この「自然治癒力・抵抗力」を最大限に誘発し、促進させることをめざして取り組んできました。自然治癒力というのは、どんな疾患でも修復する能力を持っているということを、ぜひみなさんに知っていただきたい。「安心立命」という言葉がありますが、そういう心の安定した状態というのが最も自然治癒力を高めるということも判明していますし、逆に不安感や恐怖心などが最も自然治癒力を低くするということもわかっています。

松本　浄波良法では、その方の波動を浄《きよ》めることによって心身をリラックスさせ、自然治癒力が働くようにするのですが、実際にそのデータを取ったことがあるんですよ。東京電機大学教授の町好雄博士にお願いして、浄波良法を受けたときの脳波を測定していただいたのですが、脳内α《アルファ》波が増大して、受けた側の女性がリラックスしていることが証明されたんです。

郷　それはすばらしいですね。今おっしゃった松本先生の例でもわかるように、α波が優位になってくるような状況をつくれば、それは副交感神経が優位になっている状態と等しいと考えられます。そうして、その状態は全身の60兆の細胞それぞれの中にあるミトコンドリアのエネルギー産生能力が高まっている状態と考えていけば理屈に合うかなと思っています。

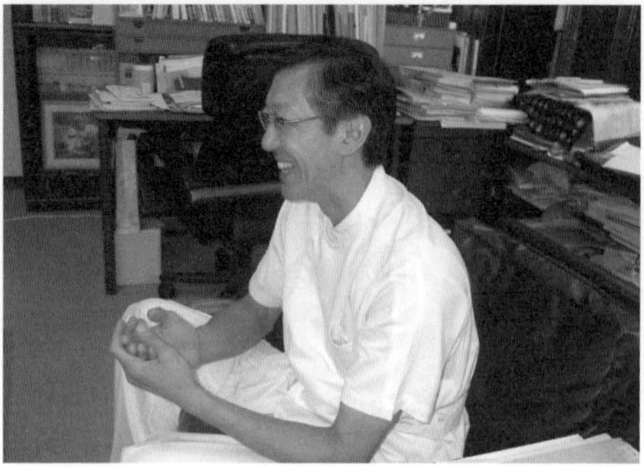

松本　ミトコンドリアですか。

郷　そう、ミトコンドリアです。一般に「生命力」というのは精神的な力とか神秘的な力のように扱われることが多いのですが、私が考える「生命力」というのは「生体エネルギー」のことであり、「細胞エネルギーの産生」でもあります。このエネルギー産生の約95%を担っているのが、ミトコンドリアなのです。

松本　ということは、ミトコンドリアが元気なほうが健康的だということですね。

郷　そのとおりです。浄波良法とミトコンドリアの関係については、まだ測定したわけではありませんが、結果的に起きていることをみれば、つまり患者さんたちの治り方をみれば、浄波良法によってミトコンドリアによるエネルギー産生能力が非常に高まっているものと考えられます。

松本　非常に興味深いお話ですね。

郷　ええ。もう少しくわしく言うと、なぜ浄波良法が圧痛点の痛みを消すかというと、疼痛《とうつう》物質を除去するからです。ということは、代謝能力が非常に活発になっているということです。そして、その代謝能力はどこからくるというと、それはミトコンドリアなんですね。ミトコンドリアが作っているエネルギー以外に、代謝能力はないからです。ほとんどがミトコンドリアのエネルギーを利用して代謝がすすんでいる。だから、代謝能力が高いということは、ミトコンドリアのエネルギー産生が高いということになるんですね。

松本　ということは、細胞のミトコンドリアを活性化させるためには、α波を出すことが大切になってくるということですね。

郷　いや、ところがそうとばかりも言えないんです。たとえば、CDなどの音楽を聞いてα波を出す場合がありますが、痛みというのは消えません。α波が出ていれば何でも治るわけではないのです。では、なぜ浄波良法で痛みが消えるのか。おそらく、そのα波を優位にする、つまり副交感神経を優位にさせるようなエネルギーや手段、あるいは本人の〝思い〟が、人体を構成している約60兆個の細胞のエネルギー産生能力を高め、それが疼痛物質を除去するほどに強く、多く出ている状態がつくれた時にはじめて痛みが消えるのではないか。だから私は、痛みが消える方法は他にも複合的に行えばできるはずだと思っています。それには、いろんな方法があると思います。浄波良法もその一つで、現実にそれができるところが素晴らしいところです。

松本　たしかに、「波動」という言葉ひとつとっても科学的には解明できていませんし、実際に存在するミトコンドリア

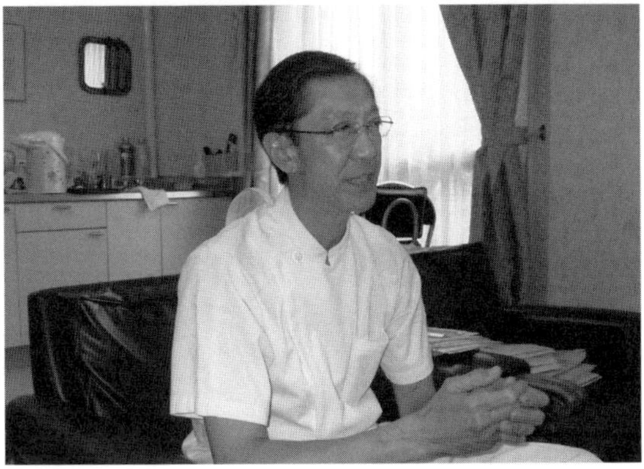

でさえ、郷先生のお話を聞くとまだまだ解明されていない部分がたくさんあるように思えます。

郷　ええ。波動についてもそうですが、ミトコンドリアについてもこれからもっともっと研究する価値があると思っています。

治療を助ける浄波良法との出会い

松本　ところで、郷先生が初めて私に声をかけてくださったのは、確か平成18年のことでしたね。

郷　そうでしたね。当時、自然治癒力を高めることをめざしていろいろと取り組んでいたところ、その年の10月に松本先生が開発された浄波良法に出会いました。さっそく、私自身が3回施術していただきました。施術を受けた後の体感は人それぞれでしょうが、私の場合、確かに自然治癒力・抵抗力が増してきていることを実感しました。

松本　浄波良法のすばらしさは、相手を問わないというところにあると思っています。つまり、疾患が何であろうと、相手が信じていようと疑っていようと、きちっと効果が現れるということです。だから、私は相手の病名を問いません。私は医者ではありませんし、また病名を問う必要もないからです。この良法によって痛みが消える確率は、90％です。

郷　私の場合も、浄波良法を治療の一環として取り入れた一番の理由は、松本先生のところへ会いに行き、私の考えていることを理解していただき、実際に良法をしていただいて、その瞬間に自分が心地よかったから、自分の心地よさを信じたからです。それに、決して宗教的、オカルト的なものでな

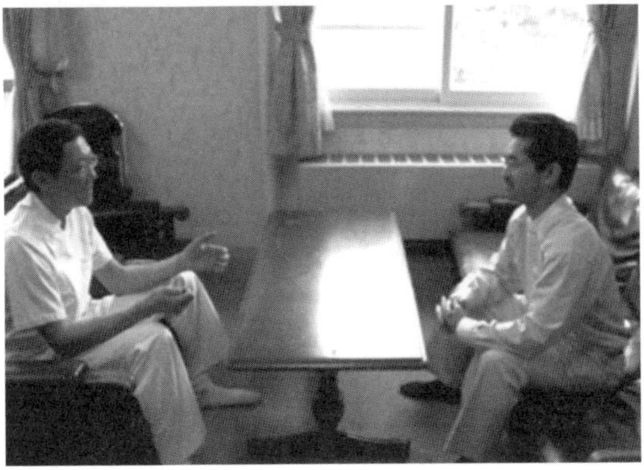

いところがいいですね。それから、もうひとつ付け加えておきますと、松本先生という人を全面的に信用できた。だから私は一緒にいい仕事ができると思ったのです。

松本　それは光栄です。

郷　それで、実際にいろいろな患者さんに施術していただきましたが、患者さんの多くに効果がありました。ガンの方が、浄波良法に加えて私の薬の処方だとか心の処方箋をうけて、ほぼ100％なんらかの良い効果が現れています。浄波良法を取り入れることで、それを受け入れてくれる人はさらに自然治癒力が高まるわけですから、局所の痛み、疾患、あるいは腫瘍、そういうものの治り方が非常に顕著になってくるのがわかります。

松本　浄波良法の良さの一つは、患者さんに負担をかけないという点にあります。私は何も難しいことはしません。非常にシンプルで簡単です。1分間でその方の仙骨にスイッチを入れて、5分間仰向けに寝ていただくだけで、圧痛点の痛みが何十カ所も消えるわけです。5分の間、身体が自己修復をしたということで、身体が良い方向に向かっていることが確認できます。

郷　患者さんの中には、すごく早く良くなる人と時間のかかる人がいますが、この違いは、やっぱり心の問題、あるいはその方が受けている外からのストレスと内側からのストレスの総量、それらの総合作用が本人の治癒力を弱くしているのでしょう。ですから、私は原則として「ガンを治せる」という表現をつかいません。また、「病気を治せる」という言葉も使いません。本人が治る力を大きくする、もしくは小さくする、あるいは本人の周りの環境が本人の自然治癒力を弱くしている、という言い方をせざるをえないです。

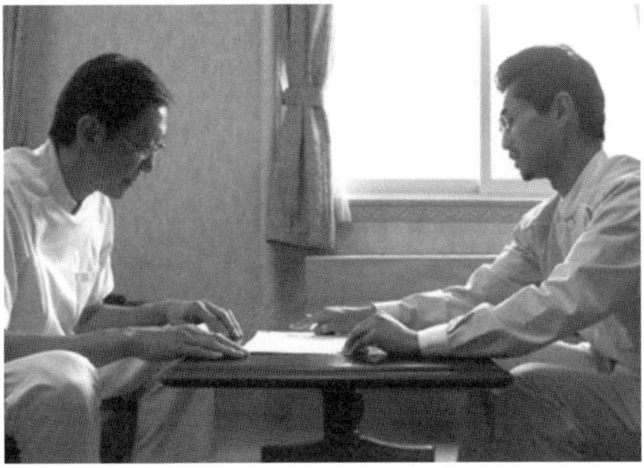

松本　本人しか病気は治せない、自然治癒力が病気を治すという考え方ですね

郷　その通りです。それ以外に病気を治す方法はありません。薬で治るわけではないんです。たしかに、薬で症状は取れるし、血糖値は下がったりするけれども、根本的な原因は取り除かれていないことの方が多いと私は考えます。ただ、痛くて痛くてどうしようもない人に、やれ深呼吸をしろ、楽しいことを考えろといっても無理です。だから、何かしら支障のない範囲での薬物、マッサージ、いろいろな方法があると思いますけれども、薬物が一つの方法として痛みを和らげている間に、深呼吸や〝思い〟、浄波良法などで、自然治癒力、つまり免疫力を上げて病気を改善させていくものだと考えています。

松本　本人しか病気を治せないなら、最終的には自然治癒力を引き出すしかありませんものね。

郷　浄波良法で痛みが消えることをみなさん体感していますが、浄波良法というのは、ただ単に痛みを取るだけでなくて、自然治癒力が向上していて、実際に病気が治っている。患者さんたちの治っていく過程を観察していても、僕自身のやってもらった経験からしても、これは間違いないなと感じています。

一人でも多くの痛みで苦しむ人のために

松本　郷先生は、薬の処方についてもユニークな考えをお持ちですよね。

郷　ええ。私が処方する薬については、病気を治すために使

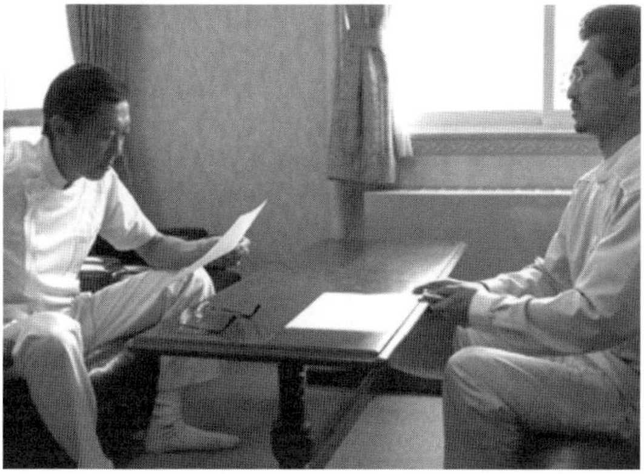

っている以上に、その作用によって患者さんが安心を大きくできるために使っています。安心を膨らませて、不安を小さくしてあげることができる病院、それが本当の病院じゃないかと思っているからです。

松本　薬もむやみやたらに出されないわけですが、方向性をしめしてくれる、そして自然治癒力を高めてくれる、浄波良法だけでなく、その人にあった方法でいろんなことをしてくれる病院はそんなにありません。

郷　最近気づいたことですけれども、純粋な思いや祈り、願いは非常に尊いですが、それがどうかすると押しつけ、あるいは強制ということになりかねないことがあります。例えば、浄波良法を勧めるのが良いと私が判断した患者さんに、「これはいい方法だからやりなさい、やるべきだ」と、そこまで言った場合、言われた方も言った方も非常にストレスになるわけです。それは避けなくてはいけない。ですから、〝〜せねばならない〟となった時に、病気が悪くなっていく、身体が傷んでいくということをお伝えしなければと思います。思うこと、願うこと、祈ることは良いことですが、度が過ぎないよう常に反省しながら治療するように心がけています。

松本　おっしゃるとおりで、私自身は浄波良法をやっておりますけれども、自然治癒力を引き出す方法としてこれがすべてだとは思っておりません。要は、苦しんでいる人がいなくなることが第一の目的なのですから、ほかに方法があって、それがその人に合った方法だと思えば、そちらを選択すべきでしょう。そうした方法がほかにあってしかるべきですし、必ずあるに違いありません。

郷　民間療法でも気功でもなんでもそうですけれども、大抵は一つの治療法に固執してしまって、そこにとどまってしま

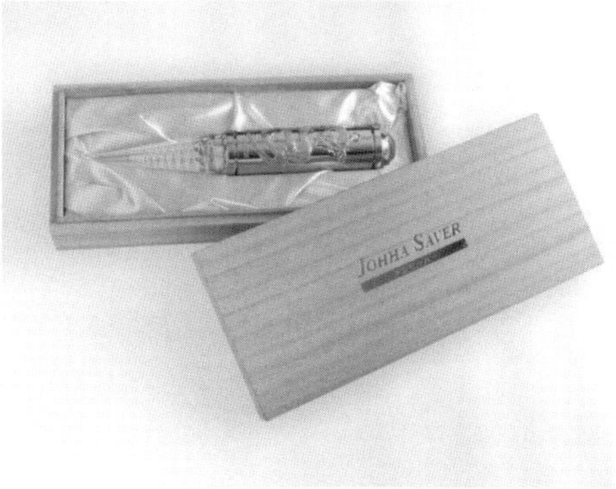

不思議な形状の浄波セーバー。

う人のほうが圧倒的に多い。この方法が一番いいんだとなる場合が多い。それは、先ほど言った押しつけになってしまうことが多いんですね。その点、松本先生は常に向上心を持ち続けておられるし、進化し続けておられる。つまり、けっして浄波良法だけを押しつけることなく、自然治癒力を高める方法は他にもいっぱいあるんだってことを受け入れて、学び続けておられる。だから私は松本先生を信用できるし、信頼できると考えています。

松本　ありがとうございます。今、先生がおっしゃったように、実は私自身も、私が直接施術する以外の方法をずっと考えてきました。というのも、病気で苦しんでおられる方があまりに多い一方で、施術する人間の数は限られていますから、とてもすべての人をみることができません。そこで、同じような効果が期待できる他の方法として開発したのが「浄波セ

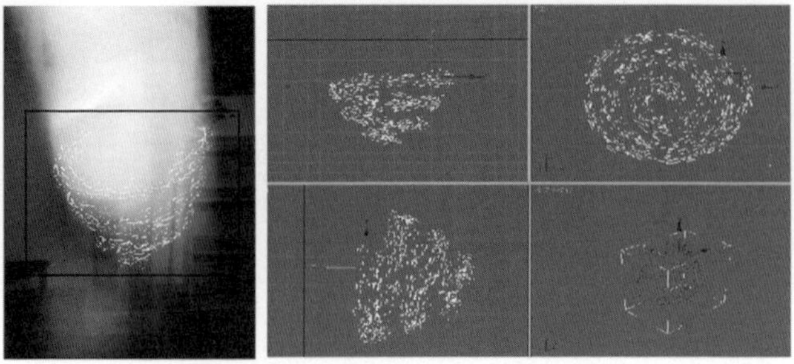

円光エネルギーの流光デフォルメ図

ーバー」です。これは、「一家に一本」というコンセプトで開発したもので、これがあれば私がいなくとも自然治癒力を引き出すことができます。

郷　ええ。実際に私の病院でも使っていますが、使用後、あきらかに疼痛物質、疼痛部位が少なくなっているのがわかります。私の印象では、全身的にミトコンドリアのエネルギーの活性がよくなるんではないかという感じがします。この効果には驚きと不思議さを感じています。

松本　以前、仙骨に宇宙円光エネルギーが直結している写真の撮影に成功しましたが、そこに写った宇宙円光エネルギーが立体的にはどのようになっているか、解析した人がいます。

郷　ほう、それは興味深いですね。

松本　その人によると、写真の中央部をデジタルスキャンして白色の強い箇所を抜き取り、線でつなぎ合わせたら、立体

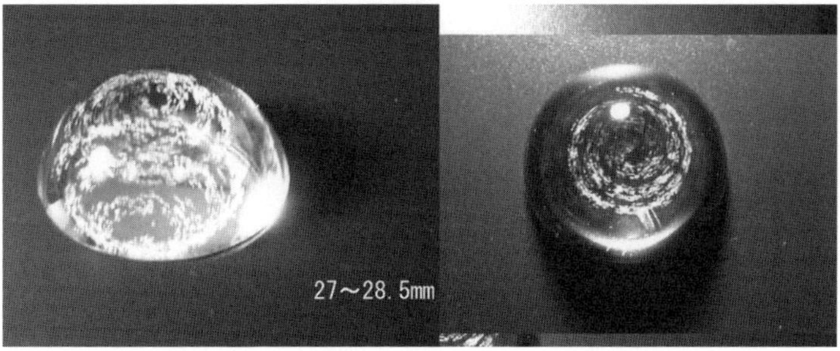

セーバーに取り付けられたクリスタルの中にエネルギーのかけらが渦をまいている。

的な円光の集合体の形になったそうです。その人自身も驚いて、円の渦巻きがたくさん密集している「流光デフォルメ図」を送ってくれました。人間の身体は、細胞が60兆個集まってつくられていますが、光も、このような小さい渦巻きの光の粒子がたくさん集まって、一つの大きな光となるということだと思います。

郷　そういえば、浄波セーバーの取っ手の部分にも、クリスタルの中に立体的な円の渦巻きがありますね。

松本　ええ。この光が自然治癒力を引き出せる大きな要因となっていることから、セーバーのクリスタル部分にそれを封入したのです。そうすることによって、浄波良法と同じ効果を発揮させています。

郷　なるほど。そういうことだったんですね。

松本　実際、郷先生もお休みの時がありますし、遠方にお住

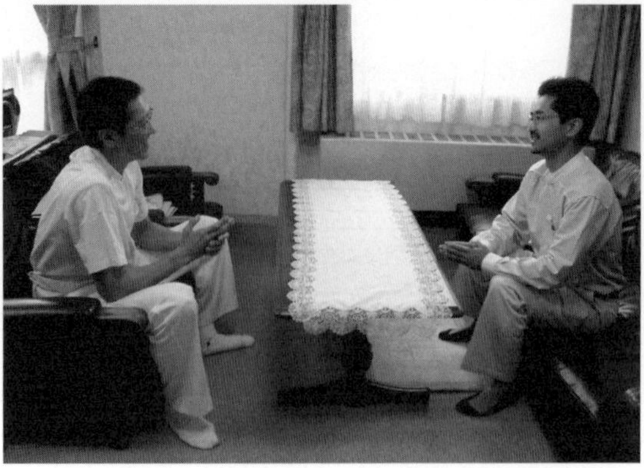

まいの方や、いつでも良法が受けられるわけではない方達にも、これが一本あれば救いだと思います。

郷　このセーバーを持っているだけでも効果があって、うちのスタッフのあいだでも非常に人気があります。私自身も、これによって毎日の診療の疲れから助けられている。非常に良いものなので、正直、手放せない気分です（笑）。患者さんからも非常に好評で、相乗効果もあり、良い結果が出ています。とても不思議な器具だとは感じていますが、では、理論的にみてなぜ効果があるのか。それに、そもそも内臓疾患などの痛みでも、なぜ痛むのか、現代医学でもわからないことばかりです。松本先生が開発された浄波セーバーも、なぜ、圧痛点の痛みが消えたり、身体が軽く感じたりするのか。まだはっきりと説明はできませんが、一つだけ言えることは、セーバーを使うことによって圧痛点が消え、身体が良い方向に向いていくということ、そして、セーバーがたしかに自然治癒力を向上させてくれる器具だというほかありませんね。

松本　郷先生も、医師会の理事をしたり講演をしたりと、ますますご多忙な毎日ですが、浄波セーバーがお役に立てれば開発した者としてこれに勝る喜びはありません。

郷　もう十分に役に立ってくれていますよ（笑）。今、仲間達が講演会の準備をたくさんしてくれていますが、そのなかで今お話していることを詳しく、かつわかりやすくお話ししていくつもりです。そうしているあいだに、いろんな方たちと学んだり経験を積んで、さらに効率よく自然治癒力を引き出す方法を見つけることができるのではないかと思っています。

松本　本日はいろいろなお話を聞かせていただき、どうもありがとうございました。

★体験特集★

浄波良法に救われた脳幹梗塞の息子

次にご紹介するのは、あるお母さまからいただいた手紙です。その手紙には、浄波良法によって救われたお子さまのことがつづられていました。子供を思う母の気持ちがひしひしと伝わってくる内容でしたので、お母さまのご許可をいただいた上で、全文をご紹介します。

☆　　☆

深夜のことでした。
「お母さん！　大変です！　Ｙくんが倒れちゃって意識がないんです！」
と、嫁が肩で息をしながら息子の異常を知らせてきたのは、今から９ヶ月前でした。
駆けつけてみると、横になったまま真っ青な顔をした息子は、目は開いているものの、口は利けない状態で、腕を取ってもだらんとして、力がまったく入っていないのです。
呼べど声はなし、反応はどこにもありませんでした。
不安がよぎりました。
すでに救急車は手配しているということでしたから、まずは舌を噛んではいないかとか、呼吸はと確認し、身体を冷やしてはいけないと、注意しながら毛布でくるんで救急車の到着を待ちました。
待っている時間がどれだけ長く感じられたか。今も忘れることはできません。
ようやく搬送された先のN病院の救急では、土曜日の明け方ということもあり、技師がいなかったのかもしれませんが（救急の意味はどこにあるのでしょうね）、普通ではないと感じてCTスキャンやMRIをと要望したにもかかわらず、検査はできないと言うのです。
「単なる疲労でしょう」
「帰宅して横になって安静にしていればOK」
当直のK医師の診断はこんなものでした。
不本意ながらも帰宅し、自宅に入ろうと車から降りたとたん、息子は立てなくなりました。足元がふらつき、しっかりと地面をとらえることができないのです。
そこで　再び病院へ戻ることになりました。
なぜこんな状態で帰したのか……。

怒りがふつふつと湧き上がってきました。そのときには、発症してからすでに7時間あまりの時間が経過していました。この間のロスが、今となっては悔やまれて仕方ありません。

急遽、スキャンおよびMRI検査をすることになりました。できないと言ったくせに、検査できるじゃないの、と言いたかったけれど、このときは一刻も早く手当てをしてほしい一心で我慢していました。

検査の結果は、脳幹梗塞および脳底動脈解離。

首の後ろから脳へと上がっていく2本の血管のうち、左側に異常が見つかったのでした。脳へ流れていく血液のおおもとになる部分です。画像で説明を受けました。

患部はまるで煙のようにもやもやとして、血液が滞っている状態でした。

先ほどのK医師と、もうひとりのY医師も同席し説明を受けました。脳の浮腫を抑える投薬と、弱くなった血管の状態を見ながら、血液を溶かす点滴治療を始めたこと、危険な状態であることを告げられたのです。

5%の生存率。生きられたとしても、車椅子生活になるだろうと。

喉に孔《あな》を開けて痰の吸入をし、嚥下《えんげ》能力がないので胃に直接管を通し、栄養はそこから流し込むこと。植物状態にもなりうること。そして、そうなった場合、人工呼吸器をつけるかどうかを家族で話し合い、今夜中に決定してください、と。

立て続けに悪夢のような話をされ、状態を告げられて判断を迫られました。家族全員、悲しいと思う気持ちを通り越し、今の話は私たちに起こったこととは別で、他の人のケースを説明されて、こんな場合もあると言われているのかと思いました。

しかし、現実でした。

つらい判断をしなくてはいけません。

思えば息子は、仕事は順調でも、寝る間もないほどの多忙な日々でした。食事も含めて体力には自信があったのでしょう。若さもあったでしょう。仕事と並行して、イベントに出展するための作品を制作している最中でもありました。

過信。これほどこわいものはありません。

肩が凝ったり、頭痛が続いたり、血尿が出たりと、前兆はあったのです。

すべて、思い返してみれば、そうだったというだけのことなのですが…。

体調が悪かったときも病院で診察を受けてはいました。しかし、検査結果はすべて過労であるといわれていたのです。今から思えば、数々のシグナルを見逃していたのでした。人生これからと言う時に倒れてしまって、悔しかったと思います。残念だったと思います。家族全員が反省する点は多々ありましたが、今はこの危険な状態から一刻も早く抜け出して、少しでも回復するようにと祈るばかりでした。

そんな状態の中、嚥下《えんげ》能力がないと告げられ、ＩＣＵに入って３日目、なんと息子は氷を噛み砕き、飲み込むことができるようになったのです。

これで喉に孔《あな》を開けなくてすむ！

胃に管を通さなくてもすむ！

重大な関門を突破したのです。たったそれだけのことがと思われるかもしれませんが、家族全員が大喜びで、飛び上がりたいくらいの心境でした。

それからは、ゼリー状のものから始まって、徐々に流動食、刻み食をも受け付けるようになっていきました。

このとき実は、ＩＣＵでの治療が開始されてからずっと、娘が病室で松本先生の浄波良法をしてくれていたのです。娘は、松本先生に出会って浄波良法のすばらしさを知り、自ら弟子入りして浄波良法を身につけていたのでした。

それからは、本人のやる気と、諦めない、投げ出さない強い気持ちが効を奏し、徐々に口も利けるようになり、車椅子にも乗れるようになっていきました。右手右足に障害が多少残ってはいましたが、お箸を持つ、物を移動させる、テーブルを拭く、ペットボトルの蓋を開けるなど、リハビリにリハビリを続け、駄目になった神経を補う他の神経に呼びかけて刺激を与え、機能として働くように努力を重ねました。

その間も、浄波良法はもちろん続けられていました。

入院１カ月を待たず、リハビリセンター病院への転院が決定したときは、脳外科チームのドクターたちが、「かつてなかった奇跡だ！」と興奮し、「よかった～！」と、息子を囲んで喜びを伝えてくれました。移ったリハビリセンターでも、入院したときは20点だった回復力が、退院時には98点の最高点を取るまでになったのです。聞いたところによると、この点数は病院始まって以来のレコードだったそうです。

最初の診断で判断を誤ったとしても、ドクターたちの努力、多種多様の能力を持った現代医学のコンピューター管理、行き届いた看護師さんたちの温かいケアは、回復に欠かせなかったと思います。

ですが、何よりも浄波良法があったからこそと、私は信じて疑いません。

娘は以前、エステサロンの支店長を任されていましたが、縁あって松本先生の浄波良法にめぐり合い、「自分のやりたかった仕事はこれだった」と確信したようでした。

娘は、息子を救うためにこの世に生まれてきたのではないか、と、今では思っています。この良法に出会えたことで、どれだけ私たち家族が救われたか、はかりしれません。娘が浄波良法を習得したおかげで、息子を救えた。そのことになによりも感謝しています。

当初は、「浄波良法」と聞いて、猜疑心を抱いていたのが正直な気持ちです。

しかし、松本先生の本を読み、医師や専門分野の方々から推薦されているのを読むにつれ、もしかするとこれは他のものとは全く違うものなのかもしれないと思うようになり、松本先生にお会いしたいと思いました。
そして実際にお会いしてみると、とても常識があると同時に、すごく当たり前のことをおっしゃっているのを実感し、娘を預けようと決心しました。
それが実を結んで、我が娘も良法ができるようになり、息子を救ってくれたのです。
今は、言葉では言い尽くせないほどの感謝の気持ちでいっぱいです。
本当にありがとうございます。

★特別寄稿★

多くの医師から賛同の声が寄せられています

内的なエネルギーが目覚めて動き出すような感覚です。

脳神経科学学者（イタリア）
エミリアーノ・リチャルディ

最近、私は松本先生の施療を受ける機会に恵まれました。

その際、治療の原理や効果を前もって説明されてはいなかったのですが、直後、非常に効果的な反応を感じました。その感じは、肉体と頭脳に何か不思議な変化を同時にもたらすような、しかも内的なエネルギーが目覚めて動き出すような感覚、そしてそのエネルギーが私の症状を和らげるような感覚でした。

松本先生の治療中、私はそれまでに経験したことのない、不思議な心地よさに包まれました。一人の医師として、このユニークな治療法とそれが肉体と脳に及ぼす効果に非常な興味をもっています。

浄波セーバーは、ガン患者の痛みをその場で消しています。

広島県藤浪医院院長

藤浪　一宏

末期のガン患者さんは、ひどい痛みに苦しむケースが多いのですが、その際に医者のできることは、せいぜい鎮痛剤を用いることくらいです。

我々医師は薬のプロフェッショナルですが、そうした薬に代わるものとして、松本先生が開発された浄波セーバーは、鎮痛剤と同じ効果が期待できる、全く新しい器具といえます。

ある程度の個人差はありますが、ガンの痛みのほかにも、お腹が痛いなどの不定愁訴的な痛みにも非常に効果的です。私の病院でも浄波セーバーを取り入れていますが、とりわけガン患者さんには、痛みがその場で消えますので、希望と光明をもたらしてくれています。このような器具に巡りあえたことに感謝し、この器具が開発されたことを心から嬉しく思います。

「浄波良法」は実在する！
「浄波」を抜きに健康を語ることはできない時代。

日本未病未健対策協議会理事長
宮崎県太陽クリニック院長
高橋　弘憲

「波動のエネルギーを調節して癌などの痛みを軽減させている人物がいるので、ぜひとも会って欲しい」と友人に紹介されたのが、浄波良法の創始者である松本光平先生とのお付き合いの始まりであった。あれからもう3年余の月日が流れたが、私自身が初めて「浄波良法」を受けたあの日のことは、鮮明に記憶している。

当時の私は、日々の診療や経営に追われて疲労がピークに達しており、運動不足の影響もあってか、肩こりや頭重感にも悩まされていた。言われたままに首筋や胸腹部のあちこちを指先で押すと、触っているというよりも痛いと感じた。

そういう体調の中、何日も楽しみにしていた施療が始まった。目を閉じて立っていると、風のような動きを感じ、やがて自分の体が前後に揺れ始めるのがわかった。最後に、仰向けに横たわっていると、なんら意識しないままゆっくりと深い腹式呼吸を行っている自分に気づいた。いつもなら、何度も深呼吸をすると疲れるものだが、自然に深呼吸を繰り返しても止まらない。体中の細胞が酸素を要求しているのか……過換気などではなく、とても気持ちのいい呼吸である。

そして5分後、痛みのあった部位を再び指で押してみると……全然痛くない。純粋に押される感覚、首から頭にかけてグルグル回してみると、無理なく楽に回る。子供の頃の自分の体はこんな感覚だったことを、ふと思い出したものだ。

これは暗示によってもたらされた感覚ではないか、と疑う人がいるかもしれないが、決してそうではない。その日、知人や患者さんなど10人以上に浄波良法を行ってもらったが、観察していると誰もが深い腹式呼吸をするようになり、痛みが軽減して体が楽になったのである。
そうした中で、重症の患者さんに対する施療の後には松本先生がひどく消耗し、浄波を行った片方の手だけが氷のように冷たくなっていたことも驚きであり、同時に「浄波良法」の実在を強く信じさせる一つの根拠となった。
ともすれば「不思議な体験」と表現されがちな浄波良法の概念を言葉で説明するのは難しいが、簡単に言えば、私たちの体の外を取り巻く宇宙空間から悪い波動を浄化して、良い波動として体内に取り込ませるものである。
人体の約3分の2は水分、すなわち体液で構成されているが、その体液はよどみなくきれいな動きを保たなければならない。しかし私たち現代人は、元々の自然界にはなかったような光や音、電磁波などが氾濫する空間で生活しており、人体に悪影響をもたらす波動もたくさん浴びている。この悪い波動は体液を伝搬し、細胞をも弱らせてしまう。
このことは、私がライフワークとして取り組んでいる新鮮血観察法からも裏付けられる。すなわち、汚い音などの悪い波動を受けたときの赤血球はギザギザに変形してしまうが、良い波動によって丸いきれいな形にもどるのである。よって、浄波良法を受けると、体と心に本来の自然回復力が蘇り、病気も快方へ向かうものと理解していただければありがたい。

しかし一方、波動という言葉が示す対象は非常に曖昧で、インチキも蔓延《はびこ》りやすい事実は否定できない。そのため、「波動」と名のつくものをすべて十把一絡げに「科学的でない」と頭から否定する知識人も相当いるようだ。

彼らの多くが「自分には解らない」という言葉を知らず、「そんなことはあり得ない」という否定への閾値《しきいち》が低過ぎるためにもたらされる悲しい事態である。おそらく松本先生自身も、信じようとしない相手には「浄波」の理論をうまく説明できないもどかしさを何度も味わってきたことだろう。

しかし、浄波良法は実在する。

その後も、松本先生とお会いするたびに、浄波良法にかける情熱を何度も聞くことができた。患者さんたちの要望があるたびに、北海道から遠く離れた九州の太陽クリニックまでわざわざ足を運んでくれたことは、その言葉に嘘偽りがない、なによりの証拠である。

しかし、病める人は数多とおり、一人の力には限界がある。そのことをよく承知されている松本先生は、浄波良法の伝承にも惜しみない努力をされており、有能なお弟子さんも育っているが、広く普及させるにはまだ相当の時間を要するであろう。

そのような状況の中で、ついに「浄波セーバー」なるものが登場したことは、非常に喜ばしいニュースである。これで、多くの人が家庭で「浄波良法」を受けることができるようになった。

聞くところによれば、浄波良法の際、仙骨に降臨する光をとらえた写真を三次元解析して得られた情報（光は渦状になっているらしい）を再現することに初めて成功した器具が「浄波セーバー」であるとのこと。

それにしても、すごいところに着眼したものである。渦状と言えば、小さな溝で音の記録・再生に成功したレコードの発明にどこか通じるような気がする。

まるで映画の『スターウォーズ』に出てくる武器にも見える、一見マンガチックなこの器具が、本当に効果を発揮するのかと思われる方もおられるかもしれないが、CDやDVDを用いて音や画像を再現できることを疑う人はいないだろう。しかし、その理論を理解している人は一握り、ほとんどの人は体験的に納得しているのである。

私たちには、ニュートンやライト兄弟を支持した人々の因子と、彼らを馬鹿にした人々の因子が混在して伝わっている。体液の波動が整っているときには前者に、乱れているときは後者に近づいていくのではないだろうか。電磁波障害という病態が医師の間でも認識されるようになった今の時代、体液の波動は常に乱れやすく、体と心を健全に保つことは難しい。何かの縁で本書を手にされた読者の皆様には、ぜひとも素直な気持ちで「浄波」に取り組まれることを願って止まない。

最後に、私がすでにこの「浄波セーバー」を使用しており、期待通りの成果を実感していることを書き加えて、推薦の言葉としたい。

★科学検証★

浄波セーバーを使用した時の心電図による心拍変動解析

副交感神経が高まって免疫機能が高まる

日本未病未健対策協議会理事長
宮崎県太陽クリニック院長
高橋　弘憲

私は本書の寄稿文の中で、浄波良法の世界を科学的視点からではなく、体感的、観察的に説明した。しかしながら、浄波の作用機転を科学的に解析することは無理だとしても、浄波を受けることによって起こる心身の現象を、客観的データとして示すことは可能と考える。その一つの実験結果について、これからお話しすることとしたい。

先にも述べたが、浄波を受けると呼吸が深くなり、消化器の動きが良くなる。これらの生体的変化は、副交感神経の働きが高まり、交感神経の働きが穏やかになった自律神経バランスの状態で起こるものである。したがって、医学的手法を用いて、自律神経の状態を解析することができれば、その真偽を確かめることが可能である。

そこで今回、ボランティアを集め、ある会社が開発し一部の医療機関でも使用されている、自律神経機能解析の記録装置を装着してもらった状態で、浄波セーバーによる施療を行い、浄波前、浄波中、浄波後の波形を記録・解析した。

ここでは3名の結果を掲載するが（次ページ図）、他の被験者も全員が同様の反応を示した。

この解析グラフを見れば、実験開始時の座った状態から臥位になってリラックスしてもらっても、まだ交感神経（LF／HF）の活動性は高めに維持され、副交感神経（√HF）の活動が目立つことはないが、浄波中からその直後にかけては、交感神経が休止し、副交感神経の活動が顕著に高まっているのが一目瞭然である。

今回の実験の解析結果が持つ意義は非常に貴重である。

まず、浄波セーバーの使用によって副交感神経の機能が高められることが裏付けられ、

浄波良法による自律神経機能の変化

◉30歳　体重50kg　女性

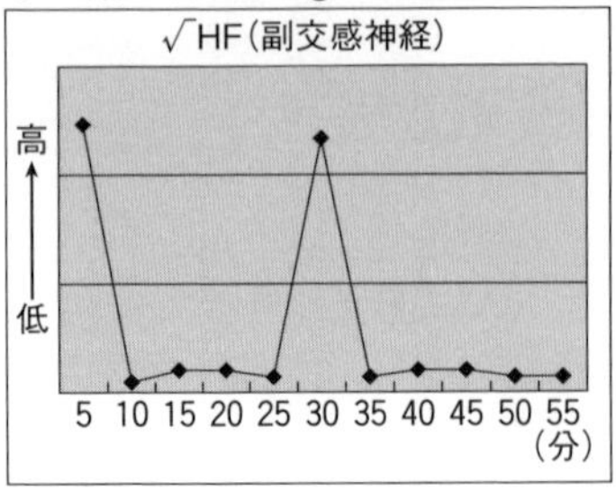

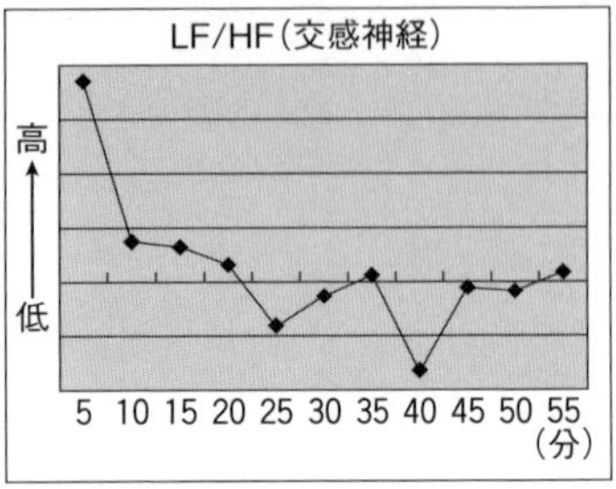

◉40歳　体重50kg　男性

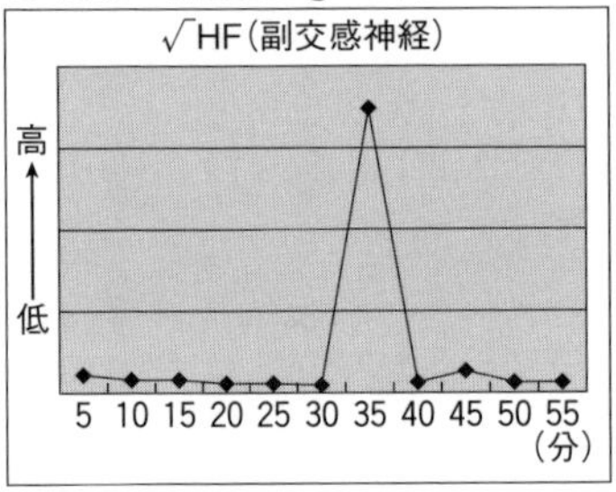

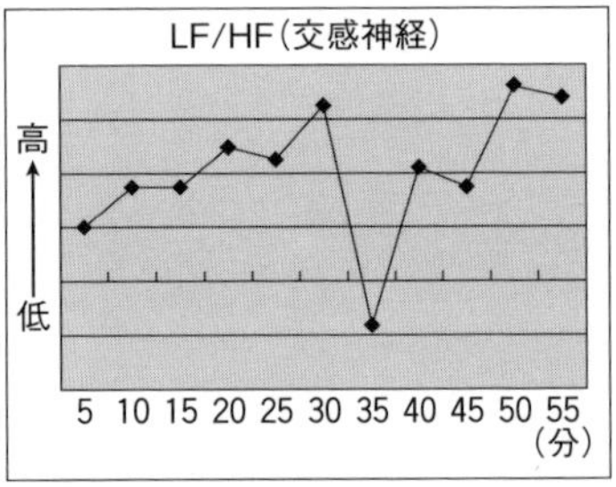

◉50歳　体重70kg　男性

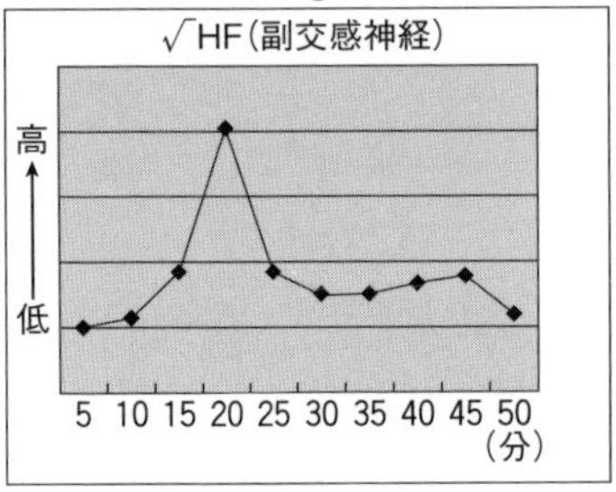

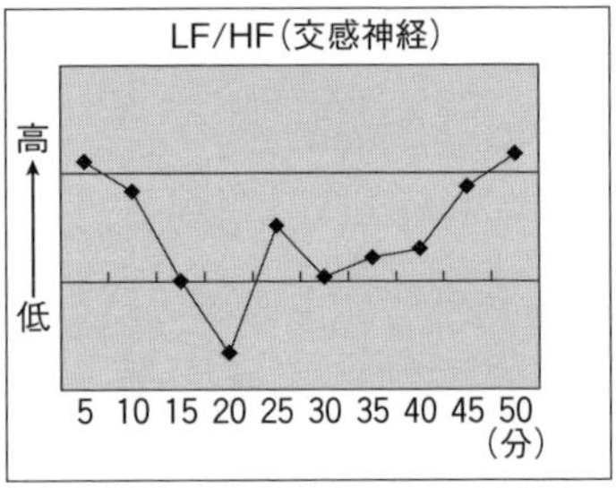

測定開始～12分	座位や談話、昼食
12分～22分	仰臥位、談話
22分～32分	施術（座位腹4分、胸4分、仰臥位2分浄波セーバー）
42分～55分	座位、談話

これによって、浄波良法を受けたときに体感する事象が決して錯覚ではなく、医学的にも理にかなうものであることが証明された。

そればかりではない。実は、癌を始めとする難病の回復において、副交感神経の機能が高まるということには大きな意味があり、これまで不思議な事実と言われていた、浄波良法によって導かれる自然治癒力も、医学的に起こりうる事実として説明できるのである。

わかりやすく説明すれば、緊張しているときには交感神経が優位に働き、リラックスしているときには副交感神経が優位に働く。原始的には、獲物を追うときや危険から逃げるときなどに働くのが交感神経で、食事や休息をするときに働くのが副交感神経である。けがをした動物が、安全な洞窟にじっとこもって回復を待つときにも、交感神経はあまり働かず、副交感神経優位の時間帯が続く。双方の自律神経は、その時々の状況によってバランスを取り合っているのである。

ところが、ほとんどの現代人は慢性的なストレスにさらされており、常に交感神経が過剰に働き、副交感神経が抑制されたままの状態が続きやすい。そして、このような自律神経バランスの偏重は、精神的な疲労を招くだけではなく、肉体的にも血圧の上昇や動悸などの循環器系への影響や、潰瘍や便秘などの消化機能の低下を誘発し、さらには免疫系にも深刻なダメージを与えるようになる。このことが、医学が進歩しても癌などの難病が克服できていない大きな要因の一つと考えられている。

私たちの免疫機能を担当するリンパ球は、交感神経優位の状態では十分に機能せず、副交感神経優位の条件で盛んに活動することはよく知られているが、リンパ球の中には、癌細胞を直接攻撃する能力を持つＮＫ細胞も存在する。よって、ともすれば交感神経が過剰に働く環境の中で癌が増え続けるのは当然のことであり、一方、浄波良法を受けた患者さんの癌が縮小するという事実も、副交感神経優位の生態環境が導かれ、ＮＫ細胞の活動が盛んとなった結果として、医学的にも説明できるのである。

今回の実験では、浄波良法の一部を示したに過ぎないが、客観的データによって医学的考察を可能にした上でも、非常に意味深いものである。

さまざまな原因が複雑にからみあっている

過度なストレス
生活リズムの乱れ
ストレスに弱い
性格・体質
女性ホルモンの影響
環境の変化

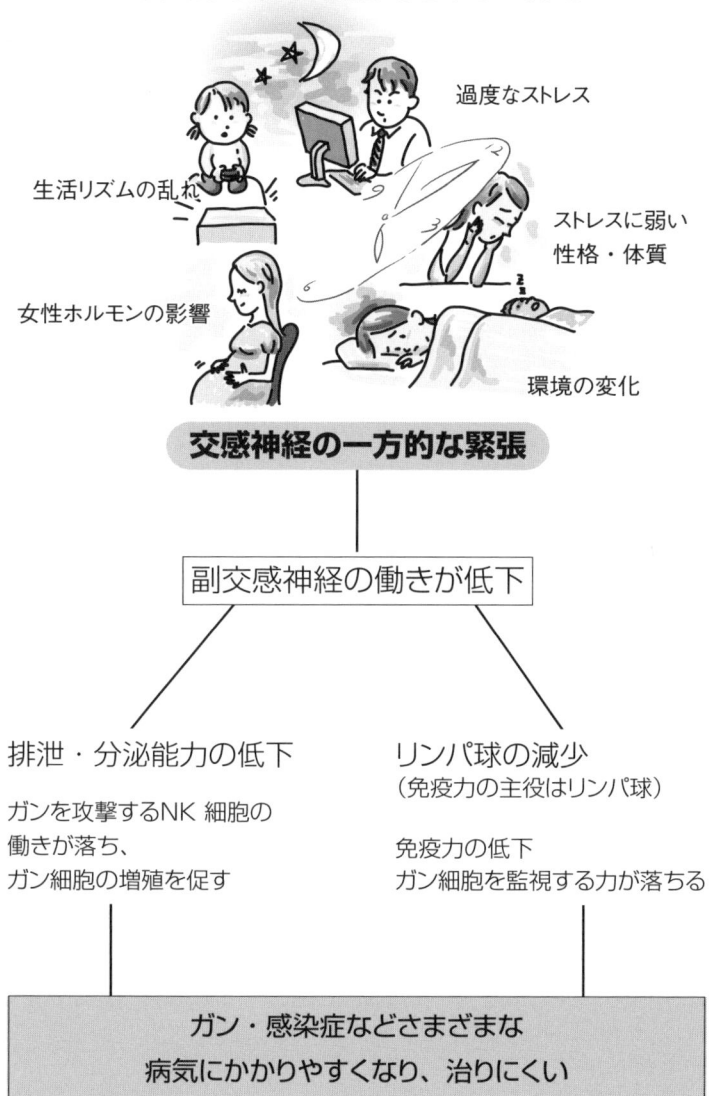

交感神経の一方的な緊張

副交感神経の働きが低下

排泄・分泌能力の低下

ガンを攻撃するNK 細胞の
働きが落ち、
ガン細胞の増殖を促す

リンパ球の減少
（免疫力の主役はリンパ球）

免疫力の低下
ガン細胞を監視する力が落ちる

ガン・感染症などさまざまな
病気にかかりやすくなり、治りにくい

免疫力を高める、確固たる実証

北海道郷外科医院院長

郷 仁

今回の測定では、浄波セーバーを施すことで交感神経を示すラインが下降し、副交感神経を示すラインが上昇するといった結果が表れました。

このデータを基に、医師である私の見解をご説明いたします。

一般的に、病気を治癒する力、または病気にならないための抵抗力を「免疫」と言いますが、免疫を司る自律神経は、交感神経と副交感神経にわかれます。私たちの日常生活の中で、交感神経と副交感神経は天秤のようにバランスを保っているわけですが、生活の乱れやストレスなどの影響で交感神経優位の状態が続くと、免疫は低下し、病にかかりやすくなります。他方、副交感神経優位の状態で免疫は上昇し、病にかかりにくい体内環境になるわけです。飽食、ストレス社会と言われる現代において、ガンをはじめとする三大疾病や生活習慣病の急増が何よりの証拠と言えるでしょう。

近年、私が注目している「浄波」の効果は、自己が持つ自然治癒力を引き出す事を目的とした施術であり、過去にミトコンドリア活性をはじめ、育成光線、脳波、エネルギー科学など、様々な分野で実証性を追及してきましたが、今回、浄波セーバーの治験者全員が示したデータにより、また一つ、免疫力を高めるという確固たる実証は、医学的見解においても驚きと共に納得せざるを得ない結果となりました。

この浄波セーバーが、生活習慣の中で定期的に使用されることが、病の治癒、または健康維持にどれだけの効果をもたらすのか、とても大きな希望を感じます。

日々、進歩を遂げている医学界ではありますが、オペ、薬、放射線などは、悪性の箇所を切る、叩く、潰すといった手段であり、どれも人体に少なからずダメージを与えてしまいます。脳のアルファ波を増大させたり、遠赤外線や低周波を放出する健康器具も、ただ一つの有効性にとらわれているため、わずかな効果しか得られないでしょう。

つまるところ、自身が招いた病は自身の力で治癒するのが自然の摂理であり、その力は本来誰もが持ち合わせているものだということなのです。
病に立ち向かい、打ち勝つ力。そして、その力を引き出す浄波良法の協力を仰ぎながら、医師としてこれからも力を尽くしていきたいと思っています。

■浄波良法の連絡先〈http://johha.com〉

【JOHHA札幌】
札幌市中央区南14条西8丁目　クリオ行啓参番館1F
電話番号　011－511－1178（完全予約制）

【JOHHA日立】
茨城県日立市東滑川町1－3－1
電話番号　0294－24－0776（完全予約制）

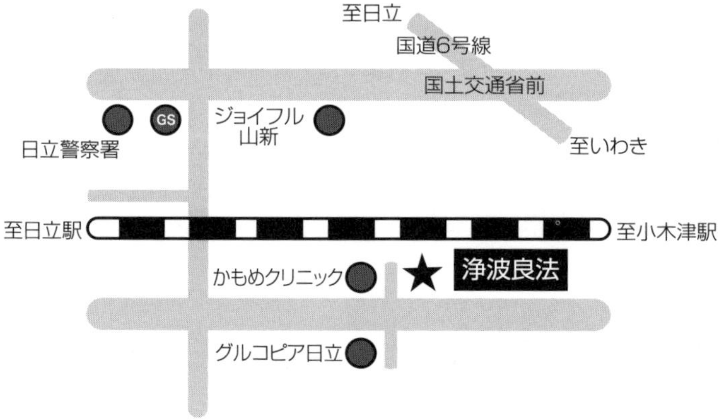

【JOHHA東京】

東京都墨田区千歳3丁目6−5　LUNERS BLDG1F

電話番号　03−5624−0375（完全予約制）

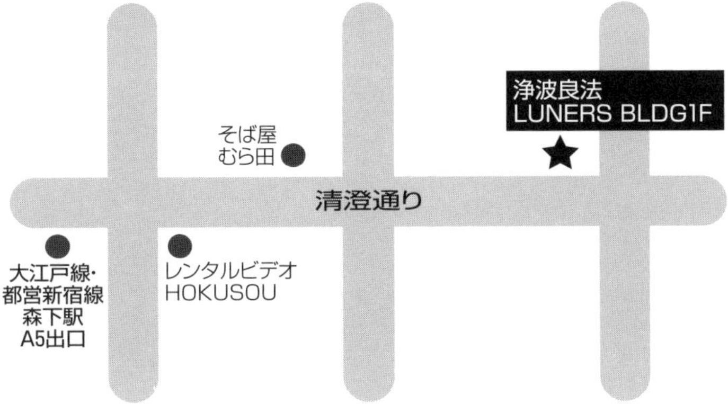

【JOHHA神戸】

神戸市中央区相生町4丁目5−7　神戸パシフィックビル3F

電話番号　078−341−2444（完全予約制）

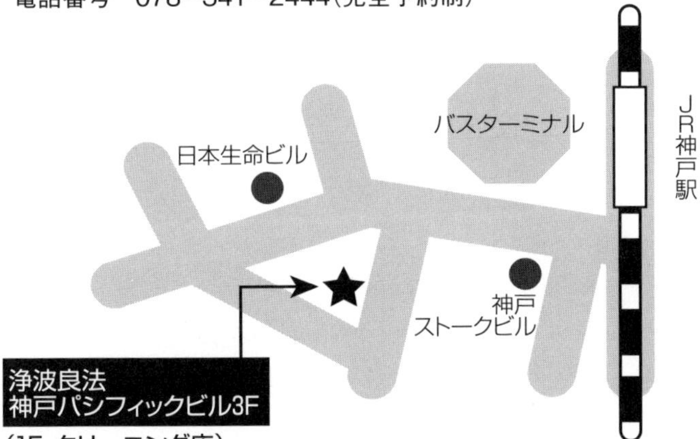

（1F クリーニング店）

全国JOHHAセーバーステーション
（浄波セーバーでの良法が受けられます）

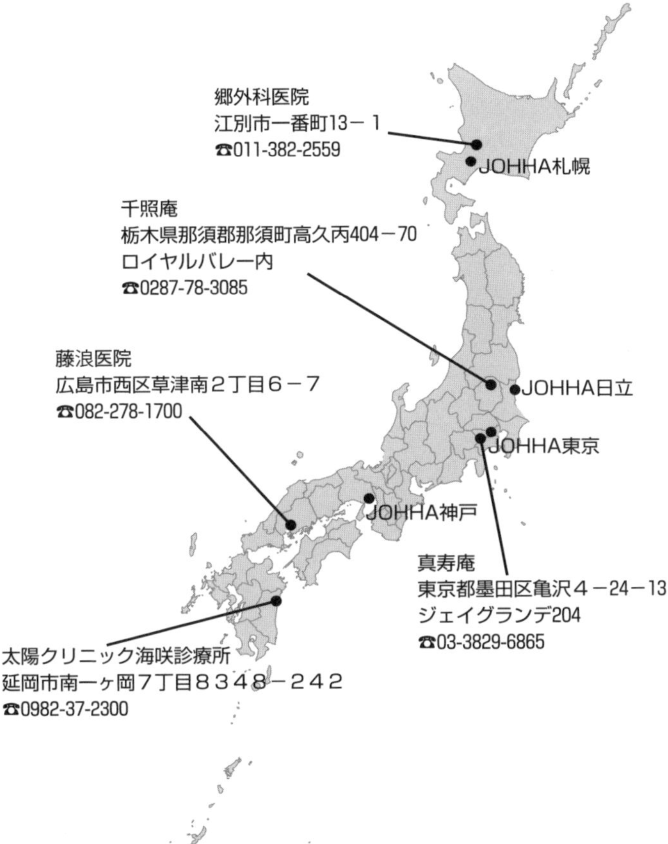

浄波セーバーをより広く認識して活用していただくために
スクールを設けています。個人はもちろん、人のためにセーバー
を施療してあげたい方はぜひお問い合わせ下さい。
☆スクールまたはセーバーに関するお問い合わせ
☎03－6240－2272

■監修

松本光平（まつもと　こうへい）

1967年、北海道に生まれる。
1988年、曹洞宗大本山永平寺別院における２年間の僧侶修行を終え、僧侶２等教師取得。その後、日本気功整体学校、ヘクセンシュス神経専門大学校、MRT中心学校を卒業。
15歳、22歳、26歳のとき、宇宙円光波動に遭遇し、それ以来数々の霊的体験をする。それらを元に、独自の方法で波動良法（現在の浄波良法）を開発。
1993年、北海道自坊寺の副住職に就任し、波動良法（現在の浄波良法）院を開業。
1996年、高知県土佐清水市にあるＴ病院に勤務。
2007年、社会文化功労賞・菊華勲章を受賞。自ら開発した波動良法を「浄波良法」と改名。
2009年　世界平和医学功労賞受賞。
現在、浄波良法を主宰し、全国各地で良法普及のために施術者の育成にも力を注いでいる。
著書に「波動良法で自然治癒力を引き出す」（たま出版）「浄波良法」（たま出版）。

■画

金子美由起（かねこ　みゆき）
1964年東京都に生まれる。
1985年、横浜美術短期大学を卒業。
エドガー・ケイシー研究の第一人者ヘンリー・リード氏原作の漫画作品の製作ほか、作品に「超カンタン癒しの手」（たま出版）、「コミック　幸せな宝地図であなたの夢がかなう」（ゴマブックス）を手がける。ともに原作・望月俊孝先生。
ホームページ　http://www.k5.dion.ne.jp/~miyukim/
連絡先　tanpopo@s6.dion.ne.jp

マンガで見る浄波良法

初　版　　第1刷発行　2009年4月15日

監　修　　松本 光平
発行者　　韮澤 潤一郎
発行所　　株式会社たま出版
〒169-0004 東京都新宿区四谷4-28-20
TEL.03-5369-3051（代）
http://tamabook.com
振　替　　00130-5-94804
印刷所　　図書印刷株式会社

Printed in Japan
ISBN978-4-8127-0267-3　C0011